薛丽君 主编

养生厨房

U0388290

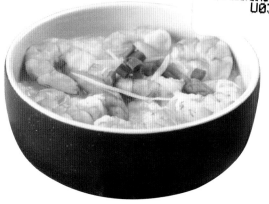

黑龙江科学技术出版社
HEILONGJIANG SCIENCE AND TECHNOLOGY PRESS

图书在版编目（CIP）数据

养生厨房 / 薛丽君主编. -- 哈尔滨：黑龙江科学
技术出版社，2017.8
　ISBN 978-7-5388-9280-2

　Ⅰ. ①养… Ⅱ. ①薛… Ⅲ. ①食物养生－食谱 Ⅳ.
①R247.1②TS972.161

　中国版本图书馆CIP数据核字 (2017) 第112579号

养生厨房
YANGSHENG CHUFANG

主　　编	薛丽君
责任编辑	徐　洋
摄影摄像	深圳市金版文化发展股份有限公司
策划编辑	深圳市金版文化发展股份有限公司
封面设计	深圳市金版文化发展股份有限公司
出　　版	黑龙江科学技术出版社
	地址：哈尔滨市南岗区公安街70-2号　邮编：150007
	电话：（0451）53642106　传真：（0451）53642143
	网址：www.lkcbs.cn　www.lkpub.cn
发　　行	全国新华书店
印　　刷	深圳市雅佳图印刷有限公司
开　　本	720 mm×1020 mm　1/16
印　　张	14
字　　数	120千字
版　　次	2017年8月第1版
印　　次	2017年8月第1次印刷
书　　号	ISBN 978-7-5388-9280-2
定　　价	39.80元

前言

挑对食物颜色，美味又健康

在电视剧《欢乐颂》里，职场强人安迪有一次自嘲说，自己四肢进化不如大脑，以此来描述自己不怎么会做饭。的确如此，现在越来越多的年轻人成为脑力劳动大军的一员，动手能力显然不如老一辈。快节奏的生活方式，让我们走进厨房与食材相伴的日子越来越少，更是不知从何下手进行烹饪。

工作后步入职场，离开了家，更离开妈妈做的美食。过上了上班族的生活后，就开始了对饭菜将就的日子。为了克服懒惰的思想，我开始向妈妈取经，自己学习做饭，后来我渐渐喜欢上了摆弄食材，享受烹饪带来的满足感，在不知不觉中厨艺也有了很大的提升。

结婚后，我的思想有了一个很大的变化，对家中老人、孩子及自身的健康状况日益关注，从而让我对厨房有了新的认识，厨房不只是烹饪食物的场所，也不只是做出可口饭菜的场所，厨房应该是一个让人可以吃出健康与美味的地方。所以我在工作之余，把更多的时间放在了厨房里，从更多的渠道来学习烹饪，把养生融入美食之中。我希望通过我的双手做出来的饭菜，能让家人吃得更健康、更美味，更能享受到美食的真谛。

这本书选取的菜品都是我在日常生活中经常会做的，在我眼里，它们不仅仅只是一道道简单的菜，它们已经成为我的一种生活态度的传达，是我多年烹饪时光的凝聚，也是在表达我对厨房养生的一些见解。

在每道菜品下都会有养生功效，介绍不同食材含有的不同营养成分，让您对食材有更深入的了解，可以帮助您在烹饪时更好地搭配食材。

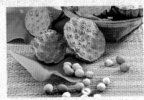
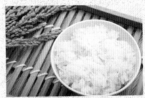

在这本书中，无论是菜、汤、粥、豆浆、果汁，都是我精心挑选并在日常生活中反复实践过的，每道菜都糅合了我多年来学习烹饪的经验。天冷了可以煲一锅热汤，营养又健康，一家人围坐在桌旁，再炒上几盘菜，幸福的味道不言而喻；天热时，为家人榨一些蔬果汁，让水果里的营养成分更充分地被吸收。早晨，可以熬一锅香气十足的热粥，也可以榨一杯豆浆，让一家人享受一顿营养十足的早餐。

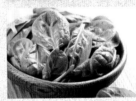
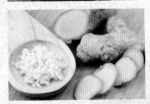

让食物更美味，让家人更健康。祝福大家，祝福每一个热爱美食的人。

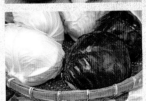

目录 Contents

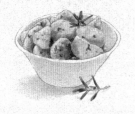

目录 Contents

第三章

很补很补的
元气滋补汤

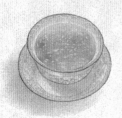

健康营养美味，
一切尽在养生厨房。

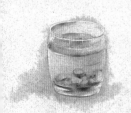

第四章
只有医生知道的
营养粥配方

目录 Contents

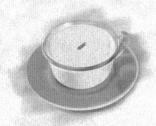

第五章

开启一天活力的
营养豆浆

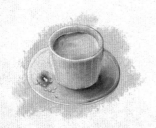

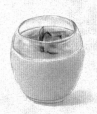

目录 Contents

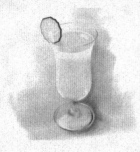

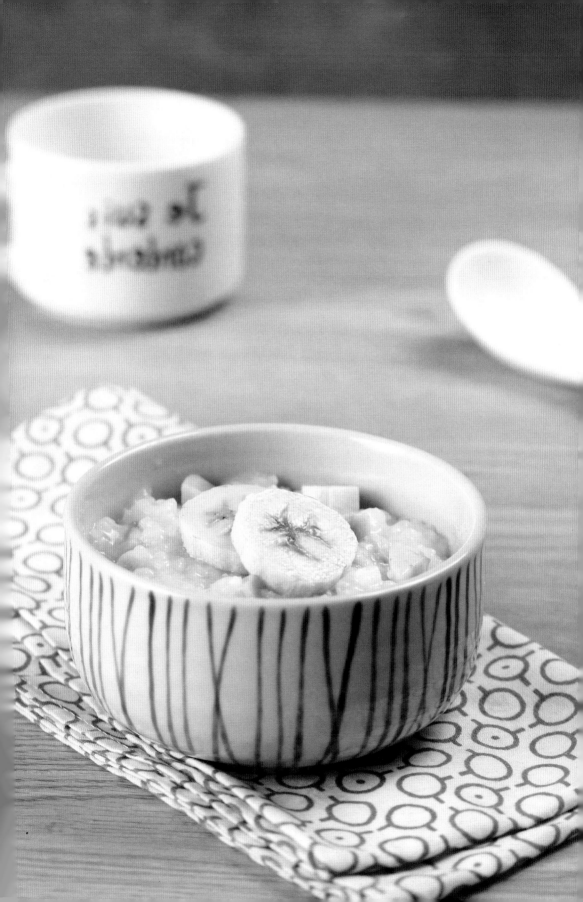

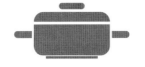

第一章
厨房养生宝库

随着社会的发展，人们对食物的营养越来越重视，养生也随之日益受到关注。那么如何养生呢？尤其是自己下厨做饭时，怎样做到美味健康又养生？如何选择食材？不同的食材中又含有哪些营养成分？烹饪时我们又需要注意些什么，才能不让营养流失呢？本章将为您一一解答，为您介绍食材中的营养价值，烹饪时需要注意的小窍门及一些常见饮食习惯的小误区。让您对食材更了解，对烹饪更有热情。

挑对食物颜色，美味又健康

不同颜色的食材有不同的营养，只要挑对了食材的颜色，你就可以在获得视觉美感的同时享受健康人生！

1. 红色食物养心

红色食物包括胡萝卜、红辣椒、番茄、西瓜、山楂、大枣、草莓、红薯、红苹果等，大多具有益气补血和促进血液、淋巴液生成的作用。

有些人易受感冒病毒的侵害，多食红色食物可增强机体免疫力，增强人体抗御感冒的能力。如胡萝卜所含的胡萝卜素，可以在体内转化为维生素 A，保护人体上皮组织，预防感冒。

2. 黄色食物养脾

黄色的食物，如南瓜、玉米、花生、大豆、土豆、杏等，可提供优质蛋白、脂肪、维生素和微量元素等营养物质，常食对脾胃大有裨益。此外，在黄色食物中，维生素 A、维生素 D 的含量均比较丰富。维生素 A 能保护肠道和呼吸道黏膜，可以减少胃炎；维生素 D 能促进身体对钙的吸收，壮骨强筋。

3. 黑色食物养肾

黑色食物是指颜色呈黑色、紫色、深褐色的各种天然植物或动物，如黑木耳、黑茄子等。五行中黑色主水、入肾，因此，常食黑色食物更益补肾。研究发现，黑米、黑芝麻、黑豆、黑木耳、海带、紫菜等的营养保健功能和药用价值都很高，它们可明显降低动脉硬化、冠心病、脑卒中等疾病的发生率，对流感、气管炎、咳嗽、慢性肝炎、肾病、贫血、脱发、须发早白等症均有很好的辅助治疗效果。

4. 绿色食物养肝

绿色食物主要指芹菜、上海青、菠菜等，这类食物水分含量达 90% ~ 94%，而且热量较低。中医认为，绿色（含青色和蓝色）入肝，多食绿色食品具有舒肝强肝的功效，是良好的人体"排毒剂"。

5. 白色食物养肺

白色食物主要指山药、燕麦片、牛奶、大米、面粉和鱼类等，蛋白质含量都比较丰富，经常食用既能消除身体的疲劳，又可促进疾病的痊愈。此外，白色食物还属于一种安全性相对较高的营养食物，因为它的脂肪含量比红色食物低得多，十分符合科学的饮食方式，特别是高血压、心脏病、高脂血症、脂肪肝等患者，食用白色食物对身体会更好一些。

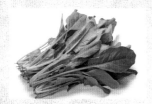 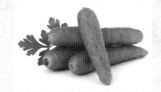 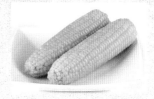

怎样烹调蔬菜更养生？

蔬菜中含有许多易溶于水的营养成分，如 B 族维生素、维生素 C 及矿物质等。烹调新鲜蔬菜的第一步，就是要考虑好如何留住这些营养素，不让它们在烹调时流失，那么烹饪蔬菜时有哪些小窍门呢？

1. 掌握做菜的火候

在各种烹调方法中，蒸对维生素的破坏最小，煮破坏最大，煎居中，其排列顺序是蒸、炸、煎、炒、煮。不论用哪种方法，都要热力高、速度快、时间短。

2. 蔬菜用沸水焯熟

维生素含量高且适合生吃的蔬菜应尽可能凉拌生吃，或在沸水中焯 1 ～ 2 分钟后再拌，也可用带油的热汤烫菜。用沸水煮根类蔬菜可以软化膳食纤维，改善蔬菜的口感。

3. 最好用铁锅炒菜

用铁锅炒菜维生素损失较少，还可补充铁质。若用铜锅炒菜，维生素 C 的损失要比用其他炊具高 2 ~ 3 倍。这是因为用铜锅炒菜会产生铜盐，可促使维生素 C 氧化。

4. 连续炒菜需刷锅

在每炒完一道菜后，锅底就会有一些黄棕色或黑褐色的黏滞物。有些人连续炒菜不刷锅，认为这样既节省了时间，又不会造成油的浪费。事实上，如果接着炒第二道菜，锅底里的黏滞物就会粘在锅底，从而出现"焦味"，给人体的健康带来隐患。

5. 掌握放盐的时机

如生菜、大白菜等本身水分很足的蔬菜，就要在菜快出锅的时候再放盐。

6. 炒菜油温不可过高

炒菜时，当油温高达 200℃以上时，会产生一种叫作"丙烯醛"的有害气体，它是油烟的主要成分，还会使油产生大量极易致癌的过氧化物。因此，炒菜还是用八成热的油较好。

7. 蔬菜不要切得太小

蔬菜切成小块，过 1 小时维生素 C 会损失 20%。蔬菜切成稍大块，有利于保存其中的营养素。有些蔬菜若可用手撕断，就尽量少用刀切。

保住肉类营养，烹调时有秘诀

肉类具有营养丰富和美味的特点，但是如何在烹饪过程中最大限度地保留住营养，也是一大难题，以下有些烹调肉类的小诀窍。

1. 不要用旺火猛煮

烹调肉类时不宜用旺火猛煮，一是因为肉块遇到急剧的高热，肌纤维会变硬，肉块就不易煮烂；二是因为肉中的芳香物质会随猛煮时的水汽蒸发掉，使香味不足。

2. 炖肉时少加水

在炖煮肉类时，要少加水，以使汤汁滋味醇厚。在炖煮的过程中，肉类中的水溶性维生素和矿物质溶于汤汁内，连汤一起食用，会减少营养损失。因此，在食用红烧、清炖、蒸、煮的肉类及鱼类食物时，应连汁带汤都吃掉。

3. 肉类食品和蒜一起烹饪更有营养

民间有谚语云："吃肉不加蒜，营养减一半。"意思就是说肉类食品和蒜一起烹饪更有营养。动物食品尤其是瘦肉中，含有丰富的维生素 B_1，但维生素 B_1 并不稳定，在体内停留的时间较短，会随尿液大量排出。而大蒜中含特有的蒜氨酸和蒜酶，二者接触后会产生蒜素，维生素 B_1 和蒜素结合生成稳定的蒜硫胺素，可增加维生素 B_1 在人体内的停留时间。

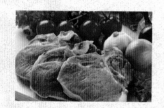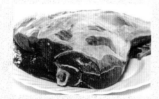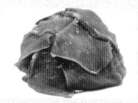

怎样煲出美味营养汤？

既要使汤味鲜美，又要真正起到强身健体、防病抗病、增强体质的作用，在汤的制作上有哪些事项是需要注意的呢？

1. 好料出好汤

如果想要煲出一锅美味与营养兼备的好汤，选料得当是关键。可以用来制汤的动物性原料很多，有鸡、鸭、猪瘦肉、猪蹄、猪骨、火腿、鱼类等，对这类原料最基本的要求就是鲜味足、异味小、血污少。肉类要先氽一下，去除肉中残留的血水才能保证煲出的汤色正。鸡要整只煲，可保证煲好的鸡肉细腻不粗糙。

蔬菜中的冬瓜、莲藕、白萝卜、香菇等，对于煲汤而言，都是不错的选择，而西蓝花、苦瓜等由于煮后有特殊味道，不适合煲汤。

另外，可根据个人身体状况选择适合的汤料。如身体火气旺盛，可选择绿豆、海带、冬瓜、莲子等清火、滋润类的汤料；如身体寒气过盛，那么就应选择热性食材作为汤料。

2. 合理用水

水是煲汤的关键，水温的变化、用量的多少，对汤的风味有着直接的影响。人们在煲汤时容易犯的错误之一就是加水不够，导致中途加水，影响汤的风味。一般而言，煲汤时的水量至少为食材重量的 3 倍。同时，应使食材与冷水共同受热，不宜直接用沸水煨汤，如果中途确实需要加水，以热水为好，不要加冷水，以便食材中的营养物质缓慢地溢出，最终达到汤色清澈、营养丰富的效果。

3. 别乱加"料"

不少人希望通过喝汤进补，因而在煲汤时会加入一些中药材。但不同的中药材药性各不相同，煲汤前，必须通晓中药材的寒、热、温、凉等特性。比如，西洋参性微凉，人参、当归、党参性温，枸杞性平。另外，要根据个人体质选择中药材。比如，身体寒气过盛的人，应选择当归、党参等性温的中药材，但体质热的人吃后可能会上火。因此，在煲汤时如果想要加中药材，最好根据自己的体质来选择。

4. 善用原汤、老汤，展现原汁原味

多数原料本身都具有独特的鲜美滋味，这种滋味就叫本味，保持食物的本味是烹调的秘诀，而原汤、老汤中就包含了这种本味，所以煲汤时要善用原汤、老汤，没有原汤就没有原味。

原汤、老汤在煲汤中经常用到，如炖排骨前将排骨放入开水锅内余水时所用之水，就是原汤。如嫌其浑浊而倒掉，就会使排骨失去原味，只有将这些水煮开除去浮沫污物后用来炖排骨，才能真正炖出原味。

5. 合理搭配，有益健康

煲汤时食材的选择固然很重要，但是各种食材的搭配同样不可忽视。只有荤素

相间搭配，才能让我们的身体酸碱平衡。一般呈现出酸性的食材有肉类、蛋类、鱼类、贝类、酒类等，呈现出碱性的食材有蔬菜、水果及豆制品、海带等。只有酸碱食物合理搭配，维持汤的酸碱平衡，才能在调节口味的同时，保证身体的健康。

6. 蔬菜煲汤要注意

我们都知道，部分蔬菜中含有丰富的维生素C，但是一般来说，60～80℃的温度就会引起部分维生素的破坏，而煲汤使食物温度长时间维持在85～100℃，因此，若在汤中添加含维生素C的蔬菜，应该随放随吃，这样才能减少维生素C的流失。

7. 调味料投放有学问

煲汤时常用葱、姜、料酒、盐等调味料，主要起去腥、解腻、增鲜的作用。要先放葱、姜、料酒，最后放盐。如果过早放盐，就会使原料表面的蛋白质凝固，影响鲜味物质的溢出，同时还会破坏溢出蛋白质分子表面的水化层，使蛋白质沉淀，汤色灰暗。

汤中放入味精、香油、胡椒、姜、葱、蒜等调味品时，可使汤别具特色，但要注意用量不宜太多，以免影响汤的原味。

8. 要将汤面的浮沫打净

打净浮沫是提高汤汁质量的关键。如煲猪蹄汤、排骨汤时，汤面常有很多浮沫出现，这些浮沫主要来自原料中的血红蛋白。水温达到80℃时，动物性原料内部的血红蛋白才会不断向外溢出，此时汤的温度可能已达90～100℃，这时打浮沫最为适宜。可以先将汤上的浮沫舀去，再加入少许白酒，不但可分解泡沫，还能改善汤的色、香、味。

9. 火候、时间要适当

一般说的煲汤，多指长时间的熬煮，火候是成功的重要条件。煲的诀窍在于大火煲开，小火煲透。至于煲汤时间，有个口诀就是"煲三""炖四"。因为煲与炖是两种不同的烹饪方式。煲是直接将锅放于炉上焖煮，煮约3小时以上；炖是以隔水蒸熟为原则，时间约为4小时以上。煲会使汤汁越煮越少，食材也较易于酥软散烂；炖汤则是原汁不动，汤头较清不浑浊，食材也会保持原状，软而不烂。

不可不知的煮粥小窍门

煮粥，很多人都觉得是件很简单的事，把米淘好放锅里慢慢煮就行了，不过要将粥煮得稠而不烟、糯而不烂，也要注意方法，注意步骤。

1. 浸泡

煮粥前先将米用冷水浸泡半小时至米粒膨开，能节省时间，煮出来的粥口感也更好。

由于煮粥的原料多为五谷杂粮，而其中的谷物、豆类中含有较多的纤维素，如果在烹调前不用水浸泡一段时间，便不容易软烂，吃的时候口感会较硬，不易入口。更重要的是，浸泡后烹调，会使食物更容易被人体吸收、消化。

浸泡豆类时，最好用自来水，浸泡过豆类后的水有可能会含有化学物质，应及时倒掉；浸泡黑糯米时，其营养成分会溶于水中，浸泡后的水可直接烹煮。浸泡后再煮还可使五谷杂粮内的营养活化，减少烹调时间，其浸泡时间需视五谷杂粮的种类而定。

2. 开水下锅

通常，煮粥时多用生冷的自来水，但因为生冷的自来水中含有一定数量的氯气，在煮粥过程中会大量破坏粮食中所含的人体不可缺少的维生素 B_1，其损失程度与烧饭时间、烧饭温度成正比，一般情况下为 30% 左右。而且用冷水煮粥，也不时会发生煳底的现象。

用开水下锅则不会，还更省时间。

用开水煮粥，注意不要用复煮沸的水，因为复煮沸的水中含有毒的亚硝酸盐，可能会影响粥品的食用。复煮沸的水包括不新鲜的温开水、煮水锅内残留的开水、隔夜重煮的开水、蒸菜后的蒸锅水等。

3. 火候

锅中的米和水先用大火煮沸后，要赶快转为小火，注意不要让粥溢出来，要慢慢盖上锅盖，但盖子不要全部盖严，用小火熬煮约 30 分钟即成。

煲粥时的火候很重要，火太大了上面那层"米油"就会焦化泛黄，使粥的味道不香，如果火太小的话，熬出的粥就不黏稠。

4. 搅拌

俗话说"煮粥没有巧，三十六下搅"，其意在说明搅拌对煮粥的重要性。

煮粥分为两个阶段：第一阶段，用大火煮沸时，一定要不断搅拌，将米粒间的热气释放出来，粥才不会煮煳，也可避免米粒粘锅；第二阶段，转小火慢熬时，就应减少翻搅，才不会将米粒搅散。

5. 点油

煮粥还要放油？是的。因为少许的油可以帮助提升粥的色泽，也能改善粥的口感，是很关键的一步。

当粥从大火改用小火，熬煮约 10 分钟后，可以点入少许食用油，拌匀即可。

6. 底、料分开煮

大多数人煮粥时习惯将所有的东西一股脑全倒进锅里，但这样做很容易影响成品粥的风味，实际上是不可取的行为。

粥底是粥底，辅料是辅料，需要明确分开，尤其是以肉类、海鲜为辅料时，更应将粥底和辅料分开。如果辅料有需要进行预处理的，要先处理完毕，煮熟或焯水之后，再倒入粥底中一起熬煮，但时间不应超过 10 分钟。

要注意加入原料的顺序，慢熟的要先放。如米和药材要先放，蔬菜水果最后放。海鲜类一定要先汆水，肉类则应拌淀粉后再入粥煮，这样才能保证熬出来的粥品清爽不浑浊。

7. 熬一锅高汤

你是不是觉得外面卖的粥总比家里煮的要多点鲜味呢？秘诀就在于用了高汤。

熬制高汤，做法如下：

将 1000 克猪骨放入冷水锅中煮沸，撇除血沫，捞出洗净；另起锅，倒入 30 杯清水煮沸，再放入猪骨，转小火焖煮 1 小时，熄火，捞出猪骨，凉凉，将汤汁过滤后即成高汤。用其煮粥，自然鲜香。

8. 学会制作美味粥底

煮粥最重要的是要有一碗晶莹饱满、稠稀适度的粥底,才能衬托出粥的鲜美的滋味和饱满的色泽。

粥底的具体做法如下:

大米 2 杯洗净,加入 6 杯清水浸泡 30 分钟,滤出水分,放入锅中,加入 16 杯备好的高汤,煮沸后转小火熬煮约 1 小时至米粒软烂黏稠,就可以煮出一碗既美味又有口感的粥底了。或者在煮粥底时加入半杯糯米,也可以使粥底黏稠,还节省了煮粥的时间。

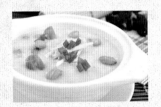 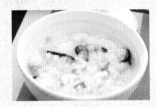 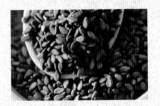

如何做出香浓好豆浆?

随着人们对豆浆保健作用的认识加深以及豆浆机的普及,越来越多的人喜欢在家自制新鲜豆浆。想要做出好豆浆,需要注意以下几点。

1. 选择优质豆类

做豆浆时,豆子的选择十分重要,一定要选择颗粒饱满、有光泽的优质豆类。

2. 最好用湿豆

泡过的豆子能提高大豆营养的消化吸收率,并且能减少含有的微量黄曲霉素。

3. 最好用清水

有的人图省事,直接用泡豆的水做豆浆,这种做法并不可取。大豆浸泡一段时间后，水色会变黄，水面会浮现很多水泡，这是因为大豆碱性大，经浸泡后发酵所致。用这样的水做出的豆浆不仅有碱味，味道不香，而且也不卫生，人喝了以后有可能导致腹痛、腹泻、呕吐。正确的做法是大豆浸泡后冲洗几遍，清除掉黄色碱水以后再换上清水制作。

4. 搭配好食材

制作豆浆不只局限于使用黄豆、黑豆、红豆、绿豆，还可以搭配谷类、水果、蔬菜、干果等，按照个人喜好和口感巧妙搭配，使口感升级、营养加倍。

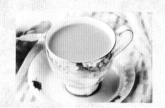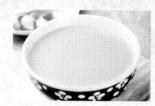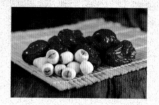

喝豆浆的讲究

喝豆浆其实是有很多讲究的。如果喝好了，就会益处多多。但是如果不讲究方式方法，喝豆浆反而有可能对身体健康有害处。你知道喝豆浆有哪些讲究吗？

1. 喝豆浆的最佳时间

喝豆浆不仅讲究方法，喝的时间也很重要。大多数人习惯在早上喝豆浆，这个时间没有任何问题，但要注意的是不能空腹喝豆浆，要与其他食物搭配饮用。豆浆除了可以在早餐时间饮用外，还可以在早餐后1~2小时饮用。这样，豆浆与胃液发生的酶解作用很充分，更有利于食物的消化吸收，也能更好地发挥蛋白质补充营养的功效。

一些人喜欢饮用豆浆减肥，那么可以选择在饭前喝豆浆，这样可以减少进食量，一般而言，减肥人士应该尽量在机体活动量比较大的上午饮用，而活动量比较少的晚上最好少喝或者干脆不喝，以免发胖。

2. 喝豆浆时，要注意干稀搭配

可以同时吃些面包、饼干等淀粉类食物，使豆浆中的蛋白质在淀粉类食物的作用下更为充分地被人体吸收。如果同时再吃点蔬菜和水果，营养就更均衡了。

3. 要喝煮熟的豆浆

没有煮熟的豆浆里含有皂苷、蛋白酶抑制物，会影响食物中蛋白质的吸收，并对胃肠道产生刺激，引起中毒症状。预防恶心、呕吐、腹泻的办法是将豆浆在100℃的高温下煮沸，这样就可安心饮用了。如果饮用豆浆后出现头痛、呼吸受阻等症状，应立即就医，绝不能延误时机，以防引起更严重的症状。

4. 空腹时别喝豆浆

空腹喝豆浆时，豆浆里的蛋白质大都会在体内转化为热量而消耗掉，不能充分起到补益作用。喝豆浆的同时吃些面包、糕点、馒头、包子等主食，可使豆浆中的蛋白质等成分在胃中停留的时间较长，与胃液较充分地发生酶解，利于蛋白质的消化吸收。

5. 适量饮用

一次喝豆浆过多容易引起蛋白质消化不良，出现腹胀、腹泻等不适症状。

忌与药物同饮。有些药物会破坏豆浆里的营养成分，如四环素、红霉素等抗生素药物。

6. 忌用暖瓶保存豆浆

有人喜欢用暖瓶装豆浆来保温，这种方法不可取。暖水瓶内又湿又热的环境非常利于细菌的繁殖。一般来说，做好的豆浆装入暖水瓶三四个小时后就会变质。

此外，豆浆中的皂苷会使暖水瓶中的水垢脱落，水垢中的有害物质会溶入豆浆中，以致喝豆浆的同时也喝入了水垢等有害物质。

7. 不与生鸡蛋同食

很多人在喝豆浆时喜欢搭配不熟的鸡蛋，或者在豆浆中打入生鸡蛋，以为这样更有营养，其实这是不科学的。因为鸡蛋中的黏液蛋白容易和豆浆中的胰蛋白酶结合，产生一种难以吸收的物质，从而降低人体对营养的吸收率。鸡蛋与豆浆同吃时，一定要将豆浆和鸡蛋都分别加工熟了再吃。

8. 忌在豆浆里放红糖

红糖里的有机酸和豆浆中的蛋白质结合后，可产生变性沉淀物，破坏营养成分。

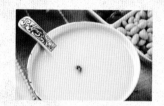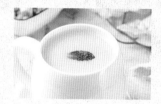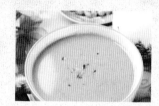

制作蔬果汁的十大妙招

现代人工作忙碌，三餐常常在外面解决，很容易摄取过多的油脂，蔬果摄取量明显不足，建议每天打一杯蔬果汁，营养又方便。而且平时我们摄取的蔬菜很容易在烹调中被破坏维生素，生食蔬菜和水果可以保有酵素、维生素和纤维素，运用多种蔬果打成汁，巧妙搭配，可以摄取天然的营养素，让人保持充沛的活力。

妙招 1：选择优质的有机蔬果

蔬果汁都是生食，所以最好选择没有经过农药污染的有机蔬果，购买时，应选择正规超市或市场进行购买。

妙招 2：蔬果清洗干净才安全

蔬果一定要正确清洗，才能将农药与灰尘清洗干净。可先用流动的水，柔软的海绵或软毛牙刷清洗表面，再浸泡 10 ～ 20 分钟，叶菜类要剥开清洗，有果蒂的蔬果较易沉积农药，应加强清洗。

妙招 3：熟练蔬果削切方法

水果类需先削皮（如苹果、水梨），再用十字切法先切对半，并将蒂头与尾巴、果核去除，再切对半，切成适当大小。如果是软皮瓜果类，像是木瓜，可以先去皮，再切对半，去子，再切成适当大小。如果是叶菜类可以切成等量的段状，如果是根茎类蔬菜，像是胡萝卜、牛蒡，可以先削皮，再切块或切条。

妙招 4：蔬菜、水果巧妙搭配

将不同的蔬菜、水果一起搭配，可以充分摄取到维生素 A、B 族维生素、维生素 C 和维生素 D，此外还能摄取到丰富的矿物质和纤维质，像是芹菜与葡萄、包菜与苹果、黄瓜与柠檬、胡萝卜与芭乐……让口感和营养都加分。

妙招 5：让蔬果颜色缤纷多彩

可以选用同色系的蔬果，像是胡萝卜与番茄、芦笋与苦瓜；或是用相近色系的蔬果，像是蔓越莓与葡萄；或是不同色系像是花椰菜与柳橙，或是单一色系。这样就可以制作出红色系、透明色系、紫色系、绿色系、黄色系等缤纷多彩且不同层次的果菜汁，不只给视觉、味觉双重飨宴，也能摄取更多的营养与纤维质。

妙招 6：多选用五谷杂粮与坚果

五谷杂粮里像是薏米、芝麻、黑豆、绿豆、红豆、芸豆等，而坚果像是南瓜子、核桃、腰果等，这些食材含有丰富的 B 族维生素及矿物质、纤维素，不只增添风味，更是增强免疫力的好帮手。

妙招 7：尽量缩短制作时间

制作蔬果汁时，时间越长，蔬果汁的营养素也越容易流失，尤其当蔬果放入果汁机中，只要看到蔬果的颗粒变细、均匀了，就可以马上倒出，保留新鲜和营养。

妙招 8：现榨现饮用

买回来的蔬果最好现榨，榨完以后里面含有的丰富营养素可能会随着时间、温度的变化慢慢流失，所以最好在 20 分钟内饮用完毕。

妙招 9：蔬果渣也一起饮用

制作蔬果汁里面的果渣，千万不要因为它看起来颗粒粗、不好看就丢弃不喝，因为它里面丰富的纤维质可以清肠排毒、预防便秘、延缓血糖上升，所以最好连果渣一起饮用。

妙招 10：天天喝，可以增强免疫力

蔬果汁里面丰富的营养与纤维质，可以改善现代人因为长期外食而摄取蔬果营养素的不足，也可以改善体质，只要制作方法正确，每天清晨起来喝一杯，就可以增强免疫力，让疾病不上身。

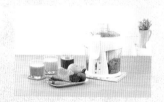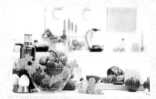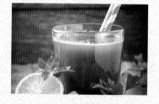

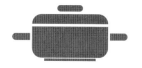

第二章
养生菜这样吃就对了

　　随着社会的进步和物质生活水平的提高，人们的饮食观念也逐渐转变，日益关注健康与养生，提倡膳食平衡和营养搭配。越来越多的人开始注重食物的养生功效，认为一日三餐的烹制不仅要美味，还要兼顾营养，吃得放心、吃出健康。为此本章精心挑选了不同养生菜的样式，详细地列出了养生菜的做法与步骤。让您在品味营养美食时，也能享受到烹饪美食的快乐。

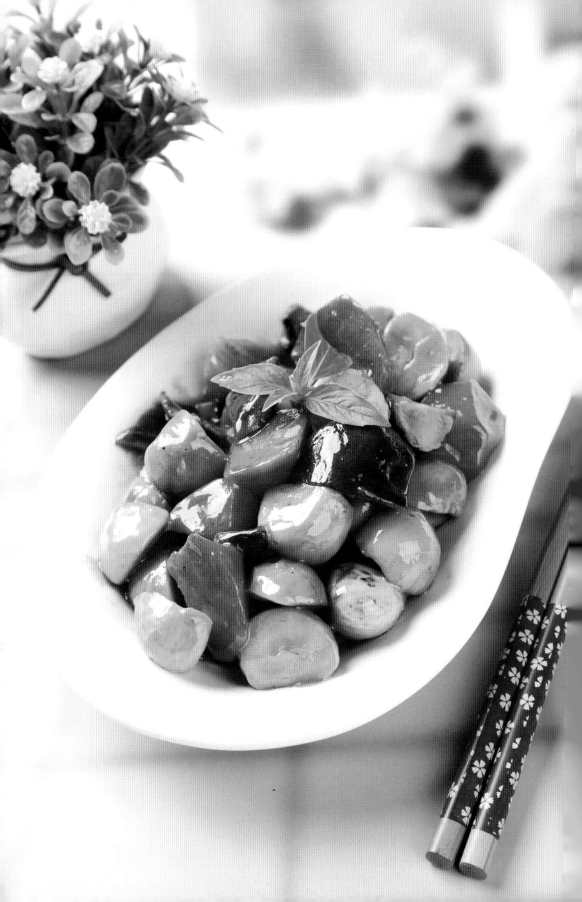

益肾健脾
增强人体抵抗力

栗焖香菇

🍄原料 *Ingredients*

去皮板栗	200 克
鲜香菇	40 克
去皮胡萝卜	50 克

🧂调料 *Seasonings*

盐	1 克
鸡粉	1 克
白糖	1 克
食用油	适量
水淀粉	5 毫升
生抽	5 毫升
料酒	5 毫升

🥄养生功效

板栗含有淀粉、维生素 C、铜、镁等多种营养物质，具有坚固牙齿、滋补肝肾、增强人体抵抗力等功效，适用于脾胃虚寒引起的慢性腹泻，肾虚所致的腰酸膝软等症。因而，肾虚者不妨多吃板栗。

👨‍🍳做法 *Directions*

1. 洗净的板栗对半切开；洗好的香菇切十字刀，成小块状；洗净的胡萝卜切滚刀块，备用。

2. 用油起锅，倒入切好的板栗、香菇、胡萝卜，将食材翻炒均匀。

3. 加入生抽、料酒，炒匀；注入 200 毫升左右的清水，加入盐、鸡粉、白糖，充分拌匀。

4. 加盖，用大火煮开后转小火焖 15 分钟使其入味；揭盖，用水淀粉勾芡；关火后盛出菜肴，装盘即可。

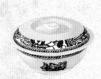

补肝明目
清热解毒

胡萝卜片小炒肉

🍄 原料 *Ingredients*

五花肉	300 克	蒜苗	40 克
去皮胡萝卜	190 克	香菜	少许

🫕 调料 *Seasonings*

生抽	5 毫升	白糖	2 克	豆瓣酱	30 克
料酒	5 毫升	鸡粉	2 克	食用油	适量

🍳 做法 *Directions*

1. 洗净的五花肉去皮，切薄片；洗好的胡萝卜去皮，切片；洗净的蒜苗切段。

2. 热锅注油，倒入切好的五花肉，煎炒约 2 分钟至其边缘微微焦黄。

3. 放入豆瓣酱，炒匀，加入切好的胡萝卜，稍炒 1 分钟至断生。

4. 淋入料酒、生抽、鸡粉、白糖，炒匀，倒入蒜苗，翻炒 2 分钟至入味。

5. 关火后盛出菜肴，装盘，放上香菜点缀即可。

🥄 养生功效

胡萝卜质脆味美、营养丰富，素有"小人参"之称，富含糖类、胡萝卜素、维生素 A、维生素 B_1、维生素 B_2、钙、铁等人体所需的营养成分。

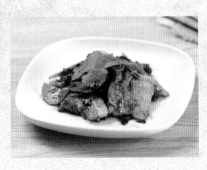

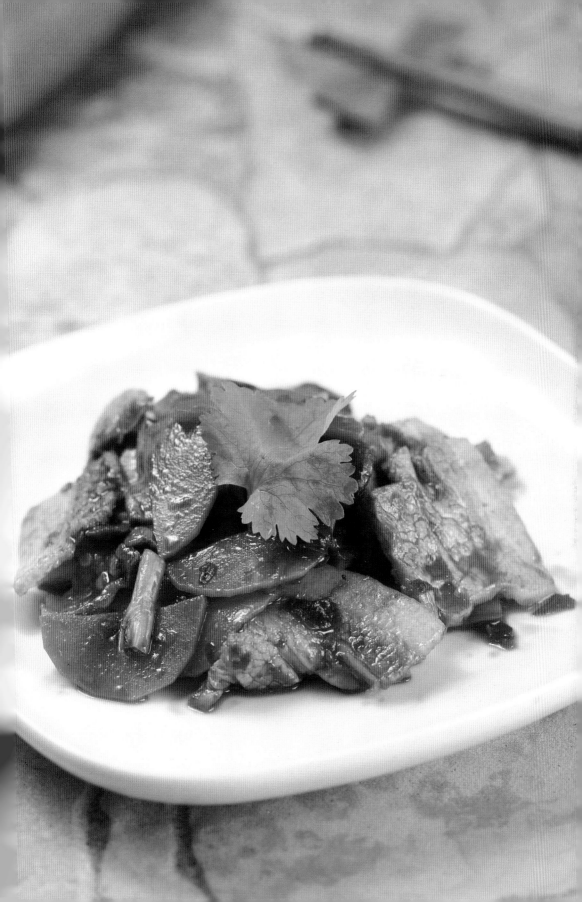

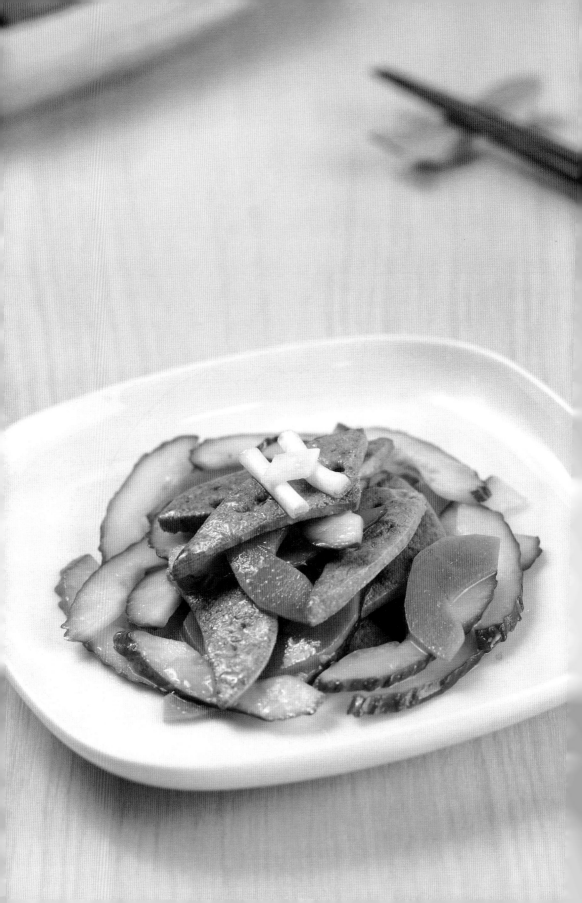

清热止渴
利水消肿

黄瓜炒猪肝

🍄原料 *Ingredients*

猪肝	80 克
黄瓜	100 克
姜片	少许
蒜片	少许
胡萝卜片	少许
葱白	少许

🧂调料 *Seasonings*

盐	4 克
白糖	2 克
水淀粉	15 毫升
蚝油	适量
料酒	适量
芝麻油	适量
食用油	适量
味精	适量

🥄养生功效

黄瓜性凉，味甘，属凉性食物，成分中96% 是水分，能祛除体内余热，具有祛热解毒的作用，且能缓解夏季水肿现象。

🍲做法 *Directions*

1. 洗净的黄瓜切开，去除瓤，斜刀切成片。
2. 洗净的猪肝切片，装碗，加盐、味精、白糖、料酒、水淀粉，腌至入味。
3. 用油起锅，倒入姜片、蒜片、葱白，爆香。
4. 放入猪肝，拌炒匀，倒入黄瓜片，翻炒均匀。
5. 放入胡萝卜片，加盐、味精、白糖、蚝油，炒匀调味。
6. 加水淀粉勾芡，淋入芝麻油，拌炒均匀，盛出即可。

姜葱生蚝

——补钙良品
给你一个安稳的睡眠

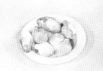

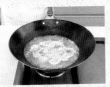

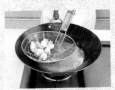

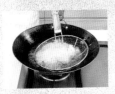

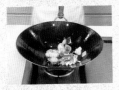

🍄 原料 *Ingredients*

生蚝肉	180 克	姜片	30 克
彩椒片	35 克	蒜末	少许
红椒片	35 克	葱段	少许

🧂 调料 *Seasonings*

盐、白糖	各 3 克	料酒	4 毫升
鸡粉	2 克	生抽	5 毫升
生粉	10 克	水淀粉	适量
老抽	2 毫升	食用油	适量

👨‍🍳 做法 *Directions*

1. 锅中注入清水烧开，放入生蚝肉，煮 1 分 30 秒，捞出，沥干水分。

2. 将生蚝肉装入碗中，放适量生抽、生粉，拌匀，腌渍；热锅注油，放生蚝肉，炸至呈微黄色即可捞出。

3. 锅底留油，放姜片、蒜末、红椒片、彩椒片、生蚝肉、葱段、料酒、老抽、生抽，炒匀。

4. 放入适量盐、鸡粉、白糖、水淀粉，炒至食材熟透，盛出炒制好的菜肴，装入盘中即成。

🥄 养生功效

生蚝是补钙的良品，含磷丰富，有利于钙的吸收，具有重镇安神、滋阳补阴、软坚散结等功效，可缓解惊悸失眠、眩晕耳鸣等症状。

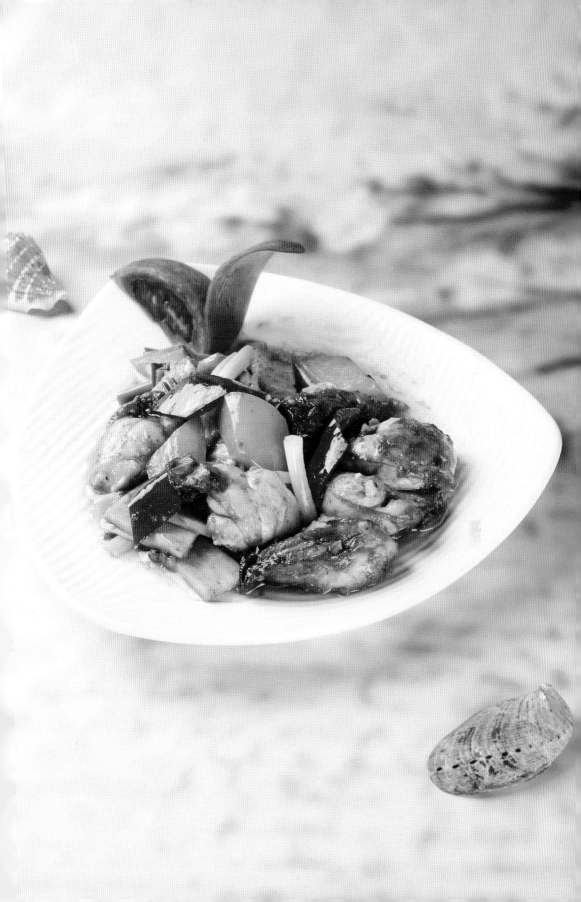

泻火解毒
健胃开脾

焖刀鱼

🍄 原料 *Ingredients*

刀鱼	350克	盐	2克	花椒油	适量
蒜瓣	少许	生抽	少许	食用油	适量
葱段	少许	料酒	少许		

🍲 调料 *Seasonings*

👨‍🍳 做法 *Directions*

1. 洗净的刀鱼切上花刀，加入少许生抽、料酒，抹匀，腌渍约10分钟至其入味，备用。

2. 将煎锅倒入食用油，烧热；放入刀鱼，晃动锅底，用中火煎至两面断生。

3. 倒入蒜瓣、葱段，炒香；注入适量清水，加入盐、料酒、生抽，拌匀调味，用中火煮约2分钟至其入味。

4. 加入花椒油拌匀调味，煮至入味；关火后盛出菜肴，装盘即可。

养生功效

刀鱼又称凤尾鱼，含有蛋白质、维生素、铁、磷等多种营养成分，具有补气活血、泻火解毒、健胃开脾等功效。此外，刀鱼中的锌、硒等微量元素也有助于儿童的生长发育。

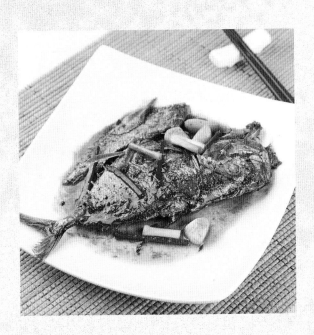

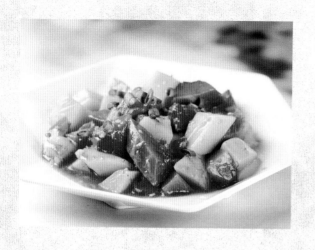

帮助消化
保护你的胃

土豆炖南瓜

🍄 原料 *Ingredients*

南瓜	300 克	蒜末	少许
土豆	200 克	葱花	少许

🧂 调料 *Seasonings*

盐	2 克	芝麻油	2 毫升
鸡粉	2 克	水淀粉	5 毫升
蚝油	10 毫升	食用油	适量

🍳 做法 *Directions*

1. 将洗净去皮的土豆切成丁；洗好去皮的南瓜切成小块，备用。

2. 用油起锅，放入蒜末，爆香；放入土豆丁，翻炒匀；倒入切好的南瓜，炒匀。

3. 注入适量清水，加入少许盐、鸡粉，放入蚝油，翻炒匀，用小火焖煮约 8 分钟，至食材熟软。

4. 用大火收汁，倒入水淀粉勾芡至食材熟透入味，淋入芝麻油炒匀，盛入盘中，撒上葱花即成。

养生功效

南瓜含有较多的锌元素，能参与人体内核酸、蛋白质的合成，是肾上腺皮质激素的固有成分。此外，南瓜还含有钙、钾、磷、镁等成分，具有解毒、保护胃黏膜、帮助消化、降低血糖的疗效。

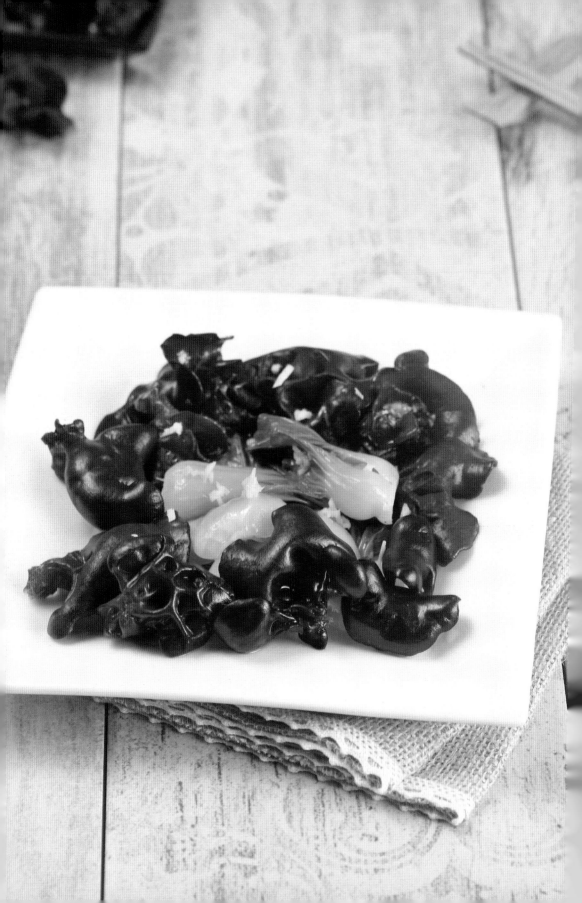

益气活血
疏通肠道

木耳炒上海青

🍄 原料 *Ingredients*

上海青	150 克
木耳	40 克
蒜末	少许

🧂 调料 *Seasonings*

盐	3 克
鸡粉	2 克
料酒	3 毫升
水淀粉	适量
食用油	适量

✒ 养生功效

木耳味甘，性平，具有很多药用功效。能益气强身，有活血效能，并可防治缺铁性贫血等；可养血驻颜，令人肌肤红润，容光焕发；能够疏通肠胃，润滑肠道，同时对高血压患者也有一定的帮助。

👨‍🍳 做法 *Directions*

1. 将洗净的木耳切成小块。

2. 锅中注入适量清水，用大火烧开，放入切好的木耳，加入少许盐，搅拌均匀，煮 1 分钟，把焯好的木耳捞出，待用。

3. 用油起锅，放入蒜末，爆香，倒入洗净的上海青，翻炒至熟软。

4. 放入煮好的木耳，翻炒匀，加入适量盐、鸡粉、料酒，炒匀调味。

5. 倒入适量水淀粉，快速拌炒匀。

6. 将炒好的菜盛出，装入盘中即可。

和中下气
补充氨基酸

荷兰豆炒香菇

🍲 原料 *Ingredients*

荷兰豆	120克	葱段	少许
鲜香菇	60克		

🧂 调料 *Seasonings*

盐	3克	蚝油	6毫升	水淀粉	4毫升
鸡粉	2克	料酒	5毫升	食用油	适量

👨‍🍳 做法 *Directions*

1. 洗净的荷兰豆切去头尾；洗好的鲜香菇切成粗丝。

2. 锅中注清水烧开，加入少许盐、食用油、鸡粉，倒入香菇丝、荷兰豆，煮至食材断生，捞出，沥干水分。

3. 用油起锅，倒入葱段，爆香，放入荷兰豆、香菇，淋入料酒，炒匀，倒入蚝油，翻炒匀。

4. 放入鸡粉、盐，炒匀调味，倒入水淀粉，翻炒均匀。关火盛盘即可。

🥄 养生功效

荷兰豆含有丰富的糖类、蛋白质、胡萝卜素和人体必需的氨基酸，有和中下气、利小便、解疮毒等功效。

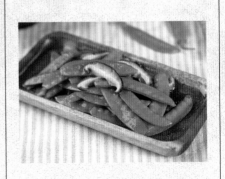

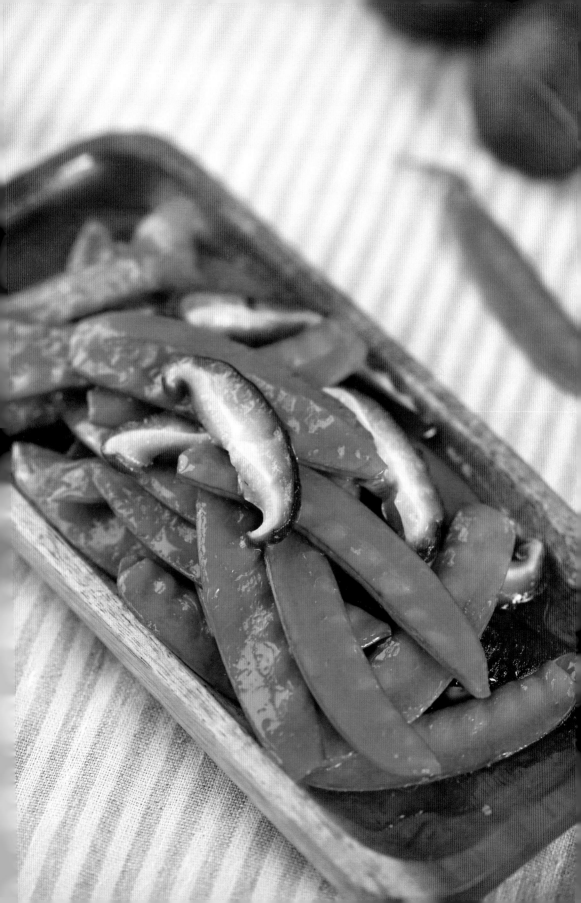

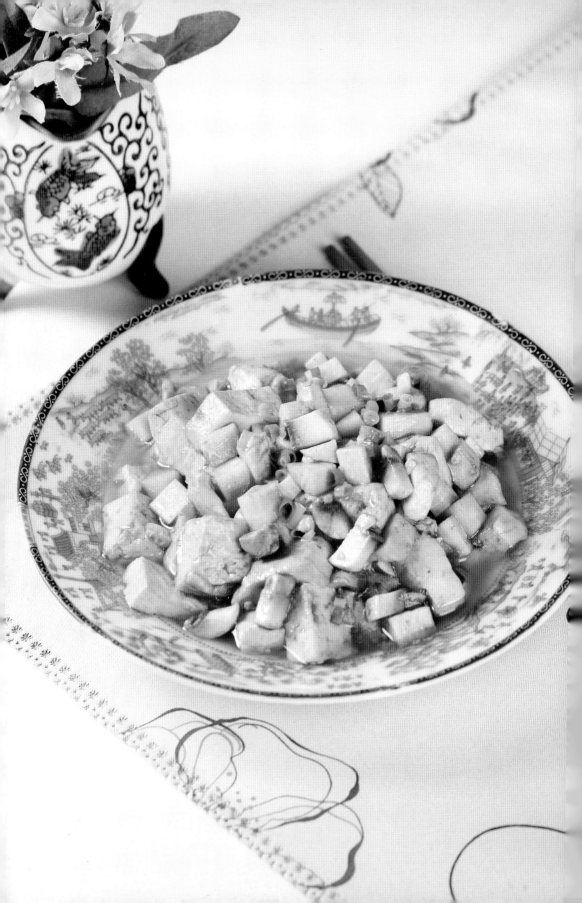

补脾益气
润燥化痰

蘑菇竹笋豆腐

🍄 原料 *Ingredients*

豆腐	400 克
竹笋	50 克
口蘑	60 克
葱花	少许

🧂 调料 *Seasonings*

盐	少许
水淀粉	4 毫升
鸡粉	2 克
生抽	适量
食用油	适量
老抽	适量

🥄 养生功效

蘑菇味甘，微寒，能补脾益气，润燥化痰，含有蛋白质、脂肪、粗纤维、钠、钾、钙等元素，可用于脾胃虚弱、食欲不振、体倦乏力的人。

👨‍🍳 做法 *Directions*

1. 豆腐切小块，口蘑、竹笋切成丁。

2. 锅中注水烧开，放少许盐，倒入切好的口蘑、竹笋，搅拌匀，煮 1 分钟。放入豆腐，搅拌均匀，略煮片刻。捞出，沥干水分备用。

3. 锅中倒入适量食用油，放入焯过的食材，翻炒匀，加入适量清水，放入适量盐、鸡粉、生抽、老抽，翻炒均匀。

4. 加入水淀粉，待食材收汁后，装入盘中，撒上葱花即可。

强身健体
补充蛋白质

葱油蒸大黄鱼

🍄原料 *Ingredients*

| 黄鱼 | 420 克 | 葱丝 | 20 克 |
| 姜片 | 少许 | | |

🧂调料 *Seasonings*

| 盐 | 3 克 | 生抽 | 10 毫升 |
| 料酒 | 10 毫升 | 食用油 | 适量 |

👨‍🍳做法 *Directions*

1. 将处理好的黄鱼两面打上一字花刀，撒上盐、料酒，抹匀，腌渍 10 分钟。

2. 准备一双筷子放于盘底撑住黄鱼，待用。

3. 电蒸锅注水烧开，放上黄鱼，再往鱼身上撒上姜片，加盖，蒸 12 分钟。

4. 揭盖，取出蒸好的黄鱼，取下筷子，在鱼身上铺上一层葱丝，待用。

5. 热锅注油，烧至六成热。

6. 关火后，将烧好的油盛出，浇在葱丝上，再往鱼两边淋上生抽即可。

🥄养生功效

大黄鱼含有丰富的蛋白质、微量元素和维生素，对体质虚弱和中老年人来说，食用黄鱼会收到很好的食疗效果。

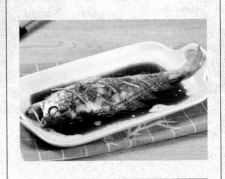

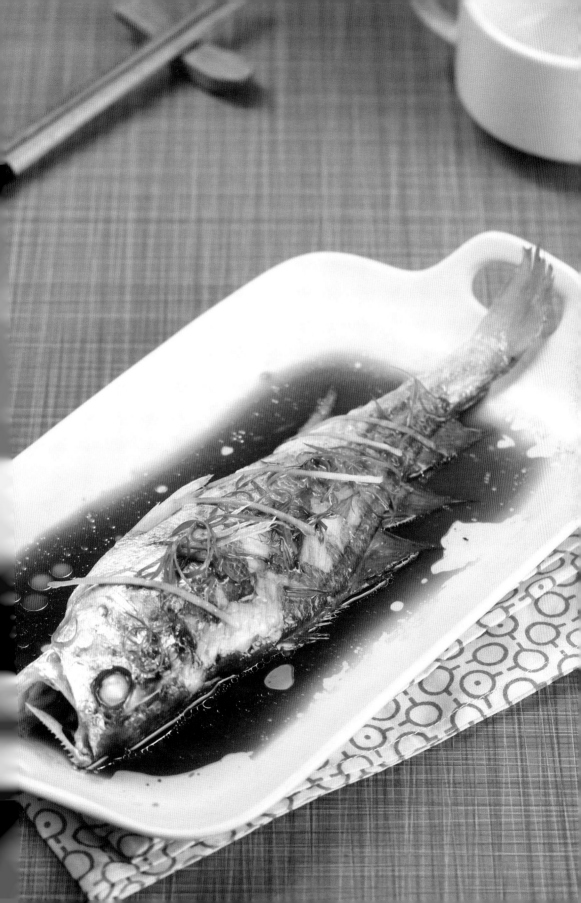

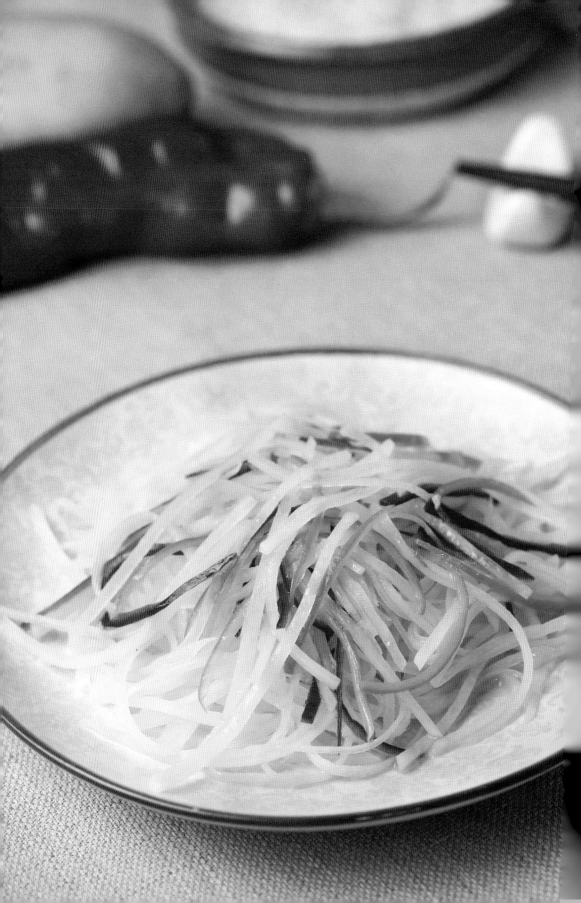

开胃消食
适合一般人群食用

清炒土豆丝

原料 *Ingredients*

土豆	200 克
青椒丝	少许
红椒丝	少许

调料 *Seasonings*

盐	2 克
味精	1 克
蚝油	适量
水淀粉	适量
食用油	适量

养生功效

土豆含有丰富的 B 族维生素及优质纤维素，还含有微量元素、蛋白质、脂肪和优质淀粉等营养元素，具有延缓衰老、美容护肤、开胃消食的作用。

做法 *Directions*

1. 将去皮洗净的土豆切细丝，装入碗中，加少许清水浸泡片刻。
2. 锅置旺火上，注入适量食用油烧热。
3. 倒入青椒丝、红椒丝，爆炒片刻。
4. 倒入切好的土豆丝，拌炒约 1 分钟至熟透。
5. 加入盐、蚝油和味精，快速拌炒匀，使其入味。
6. 加入少许水淀粉勾芡，再淋入少许熟油，拌炒均匀，盛入盘中即可。

润肠胃清热
补充维生素

橄榄油芝麻苋菜

🍄 原料 *Ingredients*

苋菜	200 克	熟芝麻	少许
高汤	250 毫升	蒜片	少许

🧂 调料 *Seasonings*

盐	2克
橄榄油	少许

👨‍🍳 做法 *Directions*

1. 砂锅中注水烧开，倒入苋菜拌匀，煮至变软。捞出沥干水分，待用。

2. 锅置火上，倒入少许橄榄油，放入蒜片，爆香，注入高汤，用大火略煮一会儿。

3. 加入盐，拌匀，煮至沸腾，撒上熟芝麻，拌匀，调成味汁。

4. 关火后盛出味汁,浇在苋菜上即可。

🥄 养生功效

苋菜菜身软滑而菜味浓，入口甘香，含多量维生素C、铁、钙等元素，具有补气、清热、明目、利大小肠，有润肠胃清热的功效。

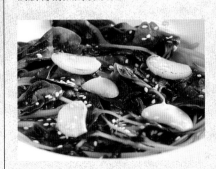

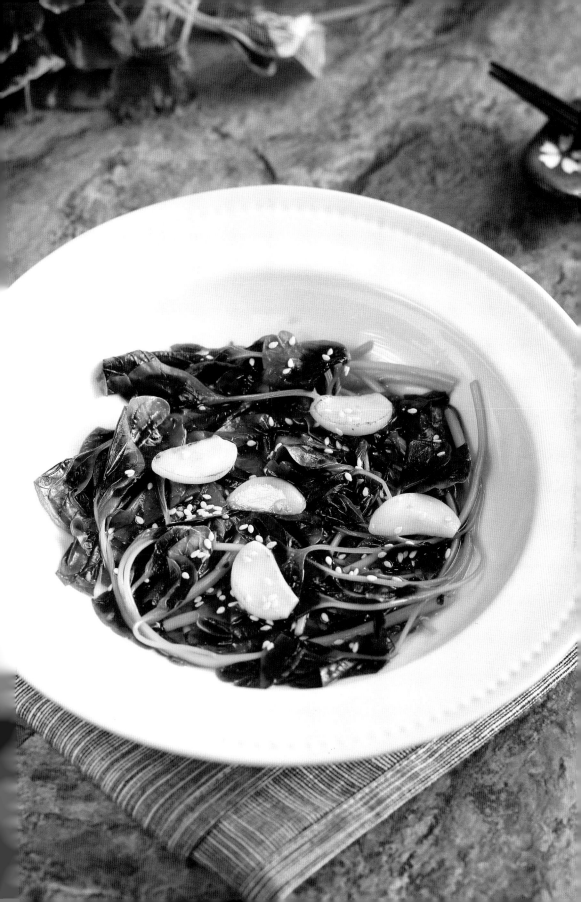

保护心血管
防止动脉粥样硬化

蒜香大虾

🍄原料 *Ingredients*

基围虾	230克	蒜末	少许	盐、鸡粉	各2克
红椒	30克	葱花	少许	食用油	适量

🧂调料 *Seasonings*

👨‍🍳做法 *Directions*

1. 用剪刀剪去基围虾头须和虾脚，将虾背切开；洗好的红椒切成丝。

2. 热锅注油，放入基围虾，炸至深红色，捞出。

3. 锅底留油，放入蒜末，爆香；倒入基围虾，炒匀；放入红椒丝，炒匀。

4. 加入盐、鸡粉，放入葱花，炒匀；盛出炒好的基围虾，装入盘中即可。

养生功效

虾中含有丰富的镁，镁对心脏活动具有重要的调节作用，能很好地保护心血管系统，它可减少血液中胆固醇含量，防止动脉粥样硬化。

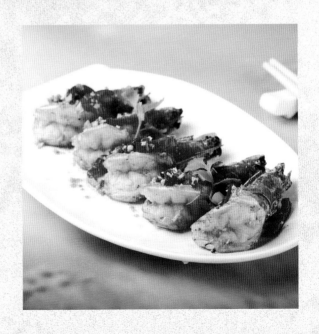

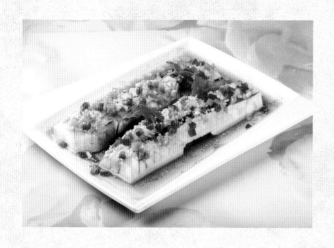

蒜泥蒸茄子

清热活血
消肿止溃

🍄 原料 *Ingredients*

彩椒	40克	蒜末	45克
茄子	300克	香菜、葱花	少许

🧂 调料 *Seasonings*

生抽	5毫升	盐	2克
陈醋	5毫升	鸡粉	2克
芝麻油	2毫升	食用油	适量

👨‍🍳 做法 *Directions*

1. 洗好的彩椒切粒；洗净的茄子去皮，对半切开，切上网格花刀，装入盘中，摆放整齐。

2. 把蒜末和葱花倒入碗中，加生抽、陈醋、鸡粉、盐、芝麻油拌匀，制成味汁，浇在茄子上，放上彩椒粒。

3. 把加工处理好的茄子放入烧开的蒸锅，加盖，大火蒸10分钟至熟。

4. 揭开盖子，取出蒸好的茄子，放上葱花，浇上少许热油，放上香菜点缀即可。

养生功效

茄子含丰富的维生素P，能增强人体细胞间的黏着力，增强毛细血管的弹性，减低毛细血管的脆性及渗透性，对高血压有一定的食疗作用。此外，茄子还有清热活血、消肿、治愈皮肤溃烂的作用。

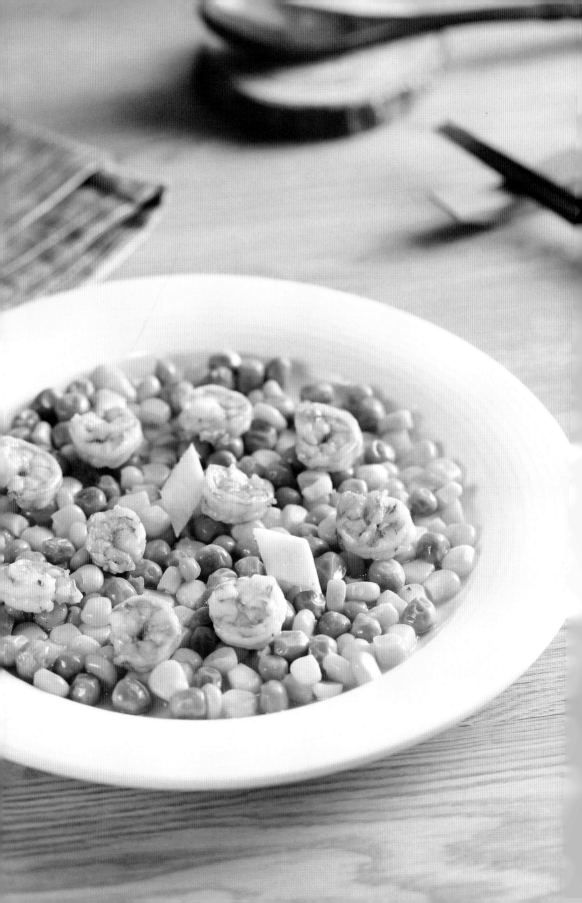

青豆玉米炒虾仁

原料 *Ingredients*

青豆	80 克
玉米粒	100 克
虾仁	10 个
蒜末	10 克
姜片	10 克

调料 *Seasonings*

盐	3 克
鸡粉	2 克
料酒	5 毫升
水淀粉	5 毫升
食用油	10 毫升

养生功效

青豆富含不饱和脂肪酸和大豆磷脂，具有降低血液中的胆固醇的功效，可以补肝养胃、滋补强壮。青豆有助于长筋骨，具有乌发明目、延年益寿的功效。

做法 *Directions*

1. 将洗净的虾仁装碗，加少许料酒、1 克盐、2 毫升水淀粉，拌匀，腌渍 10 分钟。

2. 锅中注水烧开，倒入洗好的青豆、玉米粒，焯 5 分钟至食材断生，捞出待用。

3. 用油起锅，倒入蒜末、姜片，爆香，放入腌好的虾仁，翻炒片刻。

4. 加入剩余料酒，炒至虾仁转色，倒入焯好的食材，炒约 2 分钟至食材熟透。再加入 2 克盐、鸡粉，翻炒均匀，用 3 毫升水淀粉勾芡，关火后盛出即可。

红薯板栗红烧肉

—— 低脂低热 改善亚健康

🏮原料 *Ingredients*

红薯块	165 克	姜片、桂皮	各少许
板栗肉	120 克	八角、葱段	各少许
五花肉	175 克		

🍶调料 *Seasonings*

盐、鸡粉	各 2 克	料酒	8 毫升
老抽	3 毫升	食用油	适量
生抽	5 毫升	水淀粉	少许

🍳做法 *Directions*

1. 洗净的五花肉切成小块；锅中注入清水烧开，倒入五花肉块。

2. 淋入料酒，煮一会儿，汆去血水，捞出，沥干水分。

3. 用油起锅，放入肉块，倒入姜片、桂皮、八角、葱段、老抽、清水，拌匀，煮 30 分钟，放料酒、红薯块、板栗肉，煮熟。

4. 加入盐、鸡粉，淋入生抽，炒匀，煮约 10 分钟，拣出八角和桂皮，倒入水淀粉勾芡，盛出焖煮好的菜肴，装入盘中即可。

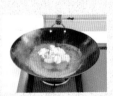
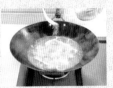
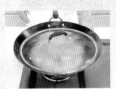
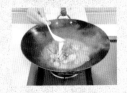

🥄养生功效

红薯是低脂肪、低热能的食物，同时能有效地阻止糖类变为脂肪，有利于减肥健美、通便排毒、改善亚健康，具有养阴补肾的功效。

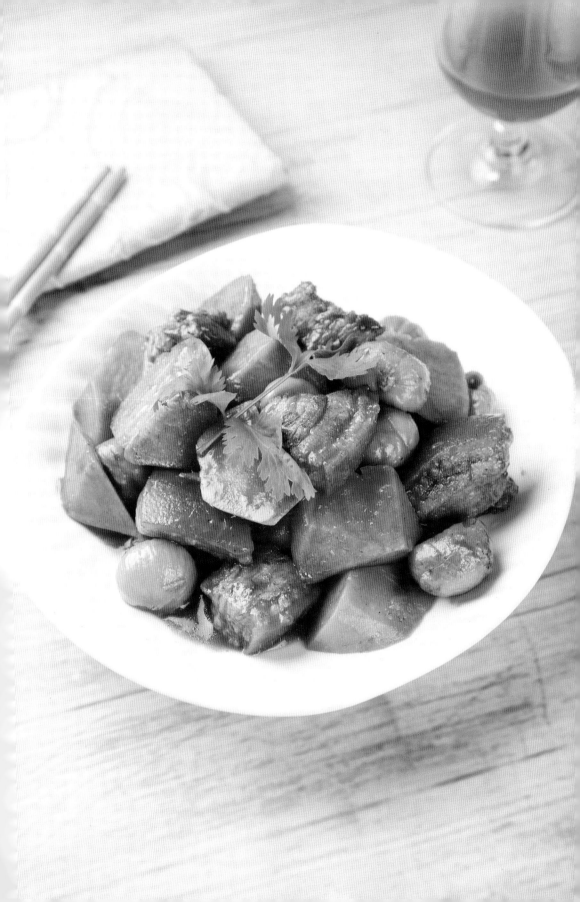

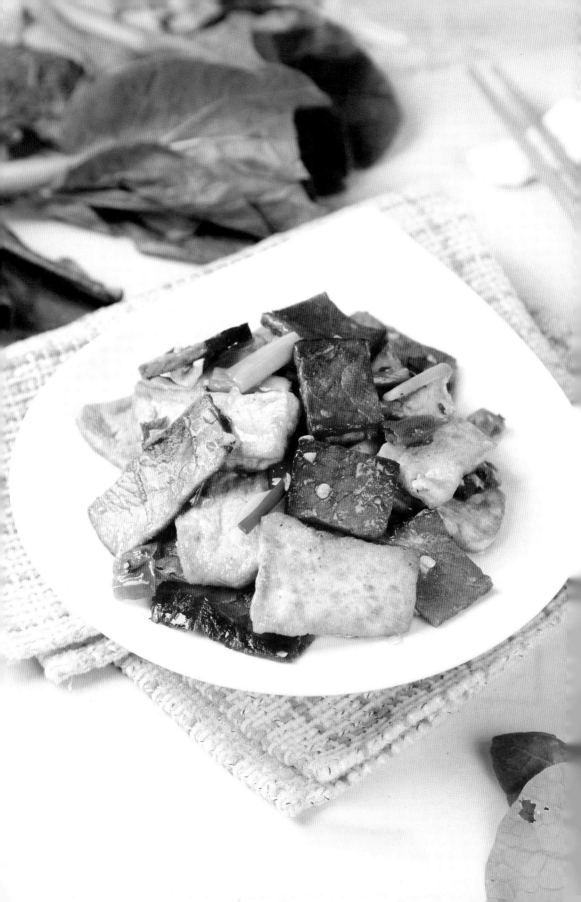

开胃祛寒
消食入胃

腊味家常豆腐

🍄原料 *Ingredients*

豆腐	200 克
腊肉	180 克
朝天椒	15 克
干辣椒、蒜末	各 10 克
姜片、葱段	各少许

🧂调料 *Seasonings*

盐、鸡粉	1 克
生抽	5 毫升
水淀粉	5 毫升
食用油	适量

🥄养生功效

腊肉中含有磷、钾、钠、还含有脂肪、蛋白质、糖类等元素,腊肉味咸,性甘平,具有开胃祛寒、消食等功效。

👨‍🍳做法 *Directions*

1. 洗净的豆腐切粗条,腊肉切片。

2. 热锅注油,放入切好的豆腐,煎约 4 分钟至两面焦黄,出锅备用。

3. 锅留底油,倒入腊肉炒香,放入姜片、蒜末、干辣椒、朝天椒、生抽炒匀。

4. 注水,倒入煎好的豆腐,炒约 2 分钟至熟软,加入盐、鸡粉,翻炒 2 分钟至入味。

5. 用水淀粉勾芡,炒至收汁,倒入葱段,盛出装盘即可。

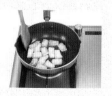
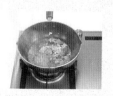
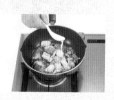
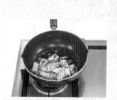

白菜木耳炒肉丝

养颜美肤
食疗良蔬

🍄 原料 *Ingredients*

白菜	80克	红椒	10克
水发木耳	60克	姜末	少许
猪瘦肉	100克	葱段、蒜末	各少许

🧂 调料 *Seasonings*

盐、鸡粉	各2克	水淀粉	6毫升
生抽	3毫升	白糖	3克
料酒	5毫升	食用油	适量

👨‍🍳 做法 *Directions*

1. 洗净的白菜切粗丝；洗好的木耳切小块；洗净的红椒切成条；洗好的猪瘦肉切成细丝。

2. 把肉丝装入碗中，加盐、生抽、料酒、水淀粉，拌匀，腌渍约10分钟。

3. 用油起锅，放肉丝、姜末、蒜末、葱段、红椒，炒匀，加料酒、木耳、白菜，炒至变软。

4. 加盐、白糖、鸡粉、水淀粉，炒至食材入味，盛出炒好的菜肴即可。

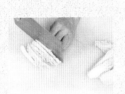
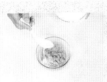
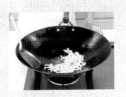
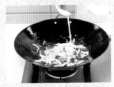

🥄 养生功效

白菜中含有丰富的维生素C、维生素E，可以起到很好的护肤和养颜效果。此外，丰富的维生素C含量，能促进人体对铁质的吸收。因此，白菜也是贫血患者的良蔬。

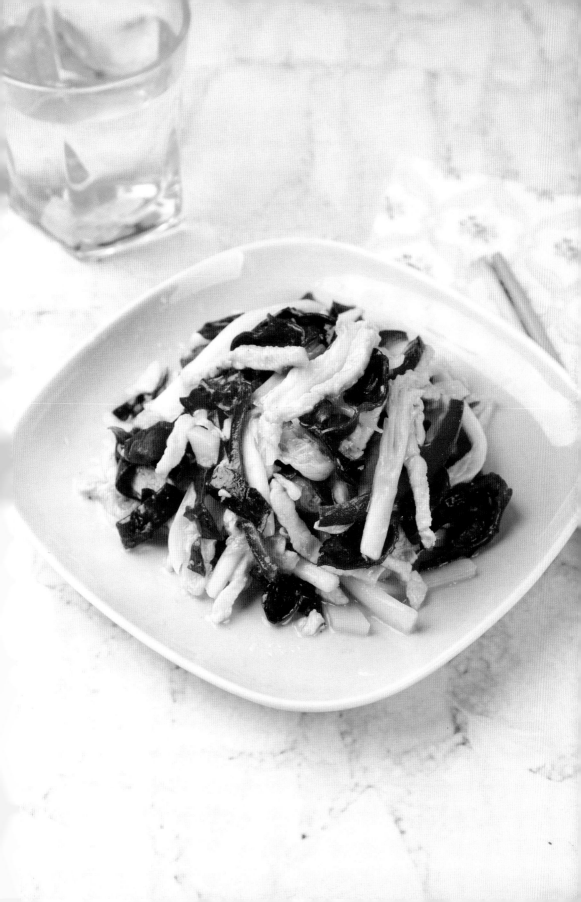

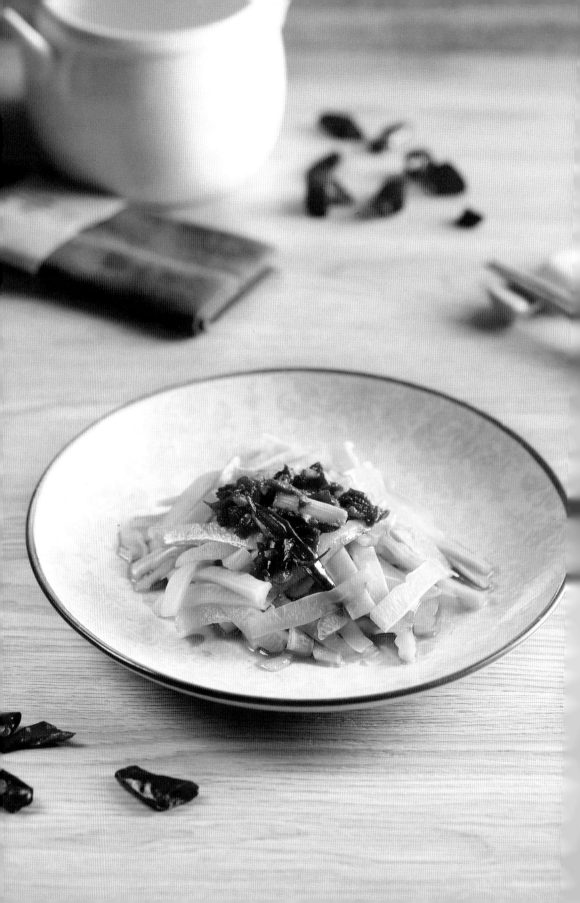

清心明目
清热去火

鱼香苦瓜丝

🍄原料 *Ingredients*

苦瓜	300 克
干红辣椒	25 克
豆瓣酱	适量
葱、姜、蒜	适量

🧂调料 *Seasonings*

豆瓣酱	适量
花生油	适量
盐、白糖	适量
醋、香油	适量
鸡粉、酱油	适量

⟋养生功效

苦瓜含有胡萝卜素、膳食纤维、B 族维生素、维生素 E、苦瓜苷及多种矿物质，具有增强免疫力、清心明目、降血糖等功效。

👨‍🍳做法 *Directions*

1. 干红辣椒、姜切丝，葱切段，蒜切末，苦瓜洗净，去瓜瓤切丝。

2. 锅中注水烧开，放入苦瓜丝焯烫，捞出，过凉沥干，摆好盘。

3. 炒锅注花生油烧熟，炒香葱段、姜丝、干红辣椒丝，下豆瓣酱炒出红油。

4. 加入酱油、白糖、盐、醋、鸡粉、蒜末炒匀。再将炒好的调料浇在苦瓜丝上，淋上香油即成。

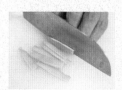 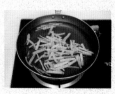 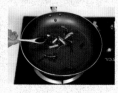 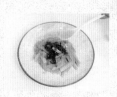

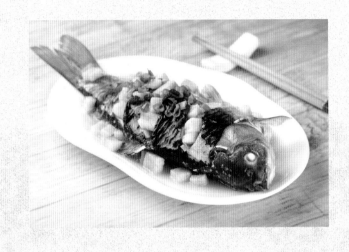

山药蒸鲫鱼

生津益肺
预防疾病的瑰宝

养生功效

山药含有黏液蛋白、维生素及微量元素，能有效阻止血脂在血管壁的沉积，可预防心血管疾病，对高血压病患者尤为适宜。

🍄原料 *Ingredients*

葱条	30克	姜片	20克
山药	80克	葱花、枸杞	少许
鲫鱼	400克		

🧂调料 *Seasonings*

盐	2克
鸡粉	2克
料酒	8毫升

🍄做法 *Directions*

1. 将备好的山药洗净去皮，再将山药切成粒，备用。
2. 处理干净的鲫鱼两面切上一字花刀，放入姜片、葱条、料酒、盐、鸡粉，拌匀，腌渍入味。
3. 将腌渍好的鲫鱼装入盘中，撒上切好的山药粒，放上姜片。
4. 把蒸盘放入烧开的蒸锅中，用大火蒸10分钟，取出，夹去姜片，撒上葱花、枸杞即可。

豉汁蒸蛤蜊

🍄原料 *Ingredients*

蛤蜊	500 克
豆豉、朝天椒	30 克
葱花、姜末	少许

🧂调料 *Seasonings*

料酒	4 毫升
盐、鸡粉	2 克
食用油	适量

🥄养生功效

蛤蜊，其性滋润，味微咸，含有蛋白质、脂肪、B 族维生素、铁、钙等成分，具有促进食欲、增强免疫力、利尿消肿等功效。

👨‍🍳做法 *Directions*

1. 锅中注入适量清水大火烧开，倒入蛤蜊，余片刻去除污物，捞出，摆入盘中，待用。

2. 取一个碗，放入豆豉、姜末、朝天椒、料酒、盐、鸡粉、食用油，拌匀，浇在蛤蜊上。

3. 蒸锅注水烧开，放入装蛤蜊的盘子，盖上锅盖，大火蒸 8 分钟至入味。

4. 掀开锅盖，将蛤蜊盘取出，将葱花撒上即可。

银丝顺风虾

保护视力
补肾壮阳

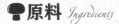
原料 *Ingredients*

基围虾	300 克
粉丝	1 捆
青椒、蒜	适量

调料 *Seasonings*

盐	适量
胡椒粉	适量
花生油	适量

做法 *Directions*

1. 将虾放入开水锅内煮熟，捞出。将熟虾洗净，剪去虾腿、虾须和虾头。

2. 青椒切细粒，蒜切末。粉丝用开水泡开。

3. 将熟虾放入碗内，加入盐、胡椒粉、蒜末、粉丝，拌匀。

4. 将碗放入蒸笼内，蒸熟，取出，撒上青椒粒，浇上热花生油即可。

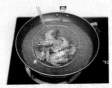
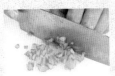
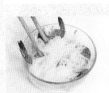
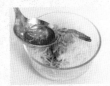

养生功效

虾仁含有蛋白质、维生素 A、钾、碘、镁、磷等营养成分，具有保护视力、益气补虚、强身健体、补肾壮阳等作用。

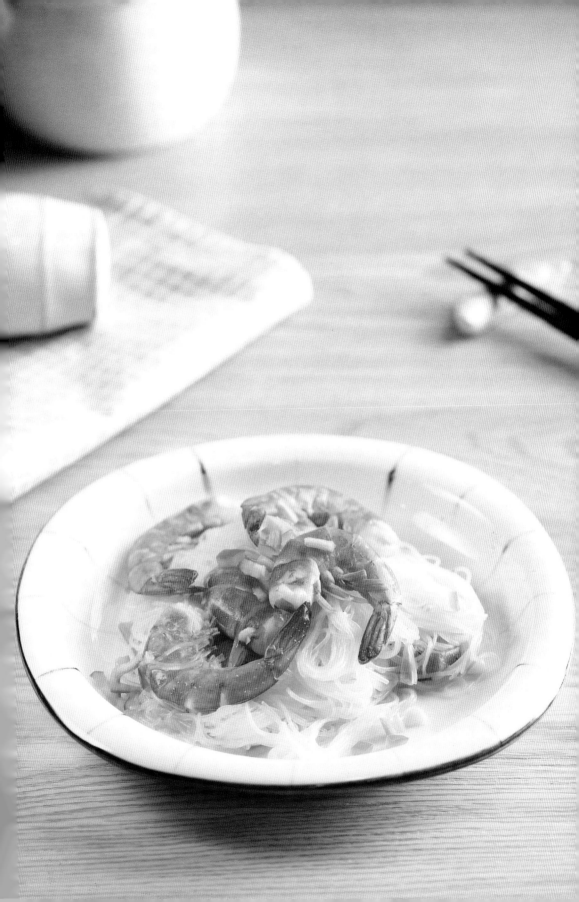

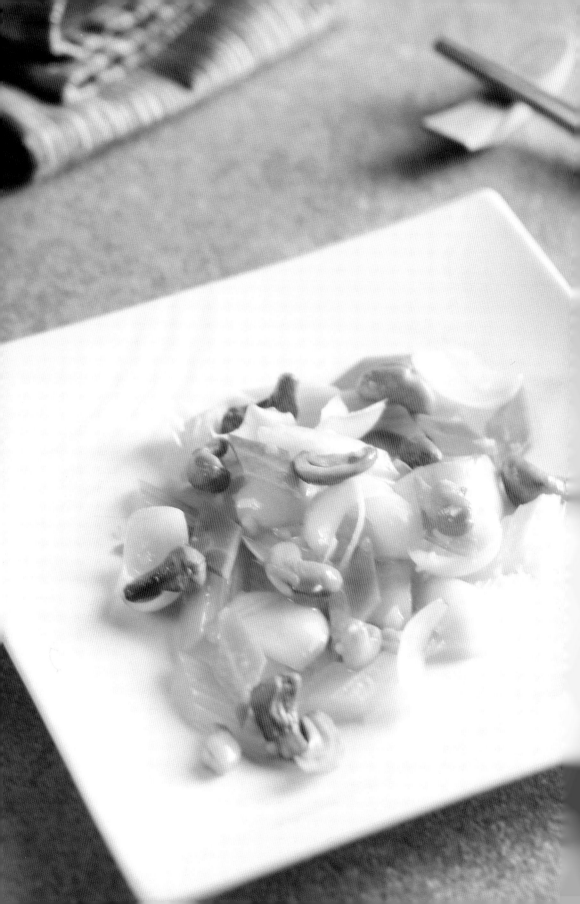

杂烩鲜百合

原料 *Ingredients*

鲜百合	150克
西芹	100克
腰果	50克
胡萝卜	1根
姜、蒜	适量

调料 *Seasonings*

盐	适量
水淀粉	适量
花生油	适量

养生功效

百合含有多种生物碱、蛋白质、钙、磷、铁及维生素 B_1、维生素 B_2、维生素 C 等营养物质，具有良好的营养滋补之功，特别是对人们在病后体弱、神经衰弱等症大有裨益。

做法 *Directions*

1. 鲜百合掰成瓣，洗净。蒜切末，姜切丝。西芹、胡萝卜洗净，均切菱形片。

2. 锅中注水，加花生油、盐烧沸。放入鲜百合瓣、西芹片、胡萝卜片略烫，捞出沥干。

3. 炒锅注花生油烧热，下入腰果炸至色泽金黄，捞出沥油。炒锅留油烧热，下蒜末、姜丝爆香。

4. 放入百合瓣、西芹片、胡萝卜片翻炒片刻，加盐，用水淀粉勾芡。放入腰果，翻炒均匀即可。

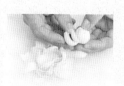
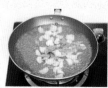
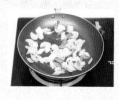
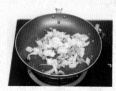

麦仁小牛肉

健脾养胃
益气补血

🥘 原料 *Ingredients*

小麦仁	200克	葱、姜	适量
牛肉	100克	青椒、红椒	适量
鸡蛋液	适量		

🧂 调料 *Seasonings*

盐、糖	适量	花生油	适量
辣酱	适量	淀粉	适量
酱油	适量		

👨‍🍳 做法 *Directions*

1. 牛肉洗净，切粒，加酱油、糖、鸡蛋液、淀粉上浆。

2. 炒锅注花生油烧至七成熟，下入牛肉粒滑熟，捞出沥油。

3. 青椒、红椒切粒，葱、姜切片，小麦仁下入开水锅中焯过，捞出沥干。

4. 炒锅注花生油烧热，下葱片、姜片、辣酱煸香，添入适量水，撒入盐。

5. 放入青椒粒、红椒粒、牛肉粒、小麦仁粒，翻炒片刻出锅即可。

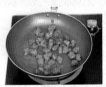
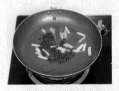
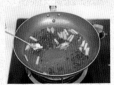
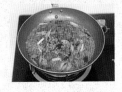

🥄 养生功效

牛肉含有蛋白质、牛磺酸、B族维生素、磷、钙等营养成分，具有增强免疫力、健脾养胃、益气补血等功效。

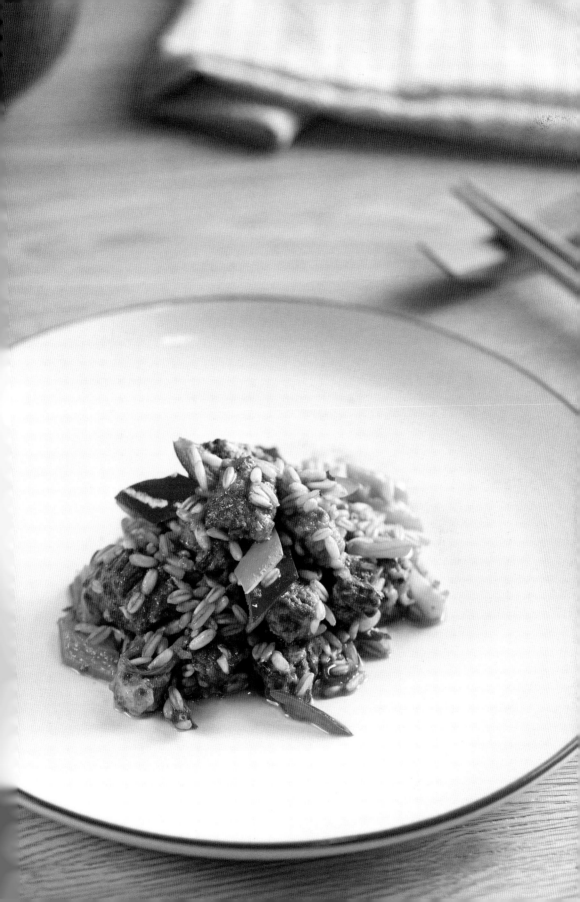

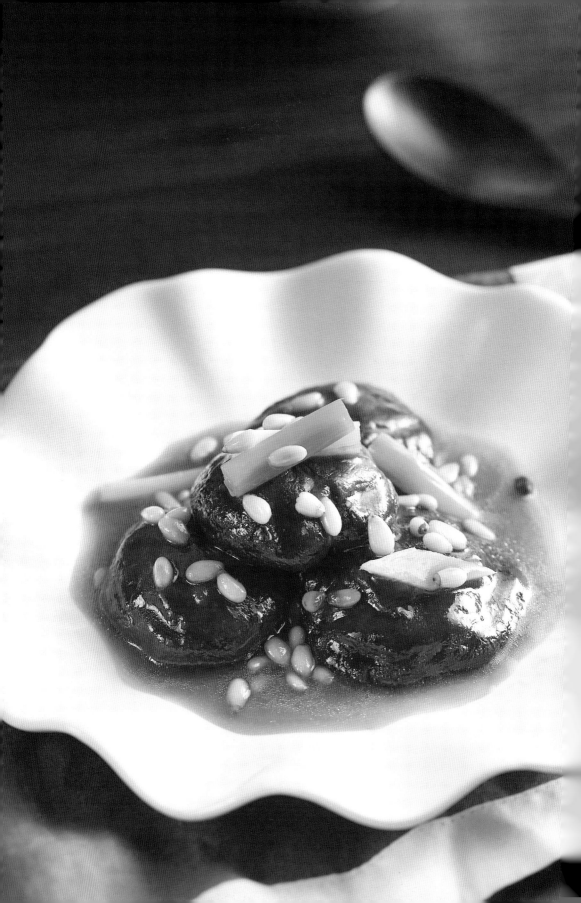

增强免疫力
预防流行性感冒

松仁香菇

🍄 原料 *Ingredients*

香菇	200克
松仁	100克
葱、姜	适量

🧂 调料 *Seasonings*

盐	适量
水淀粉、白糖	适量
高汤、酱油	适量
花生油、蚝油	适量

🥄 养生功效

香菇含有海藻糖、菌糖、葡萄糖、戊聚糖等成分，具有增强免疫力、防癌抗癌等功效。同时，香菇中还含有一种抗病毒的干扰素诱发剂，可预防流行性感冒。

👨‍🍳 做法 *Directions*

1. 香菇用温水泡开，捞出控干，葱切段，姜切片。
2. 锅中注花生油烧至七成热，下入香菇，过油捞出。
3. 锅中留油，下入松仁炸好，捞出。
4. 锅中留油烧热，下入姜片炒香，下入葱段炒香，加入高汤。
5. 倒入蚝油、盐、白糖、酱油、香菇，小火慢烧10分钟。用水淀粉勾芡，加入松仁即成。

 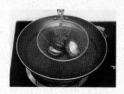 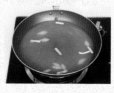 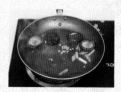

洋葱炒鸡蛋

增强免疫力
适合一般人群食用

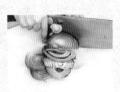

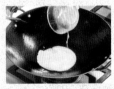

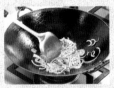

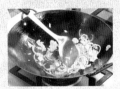

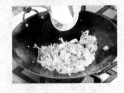

🍄 原料 *Ingredients*

鸡蛋	2个	葱花	适量
洋葱	150克		

🧂 调料 *Seasonings*

盐	1克	食用油	适量
鸡粉	1克		

👨‍🍳 做法 *Directions*

1. 洗好的洋葱切成丝，备用，鸡蛋打入碗中，搅散，待用。

2. 锅中注入适量食用油烧热，倒入蛋液，炒至熟。

3. 盛出炒好的鸡蛋，待用。另起锅，注油烧热。放入洋葱，翻炒至软。

4. 倒入炒好的鸡蛋，翻炒均匀。加入盐、鸡粉，炒匀调味。

5. 倒入葱花，翻炒均匀。关火后盛出炒好的菜肴，装入盘中。

🥄 养生功效

洋葱含有维生素C、胡萝卜素、钙、磷、镁、钾等营养成分，具有降低血压、提神醒脑、缓解压力、预防感冒等功效。洋葱还能增强新陈代谢、抗衰老、预防骨质疏松，是适合中老年人的保健食物。

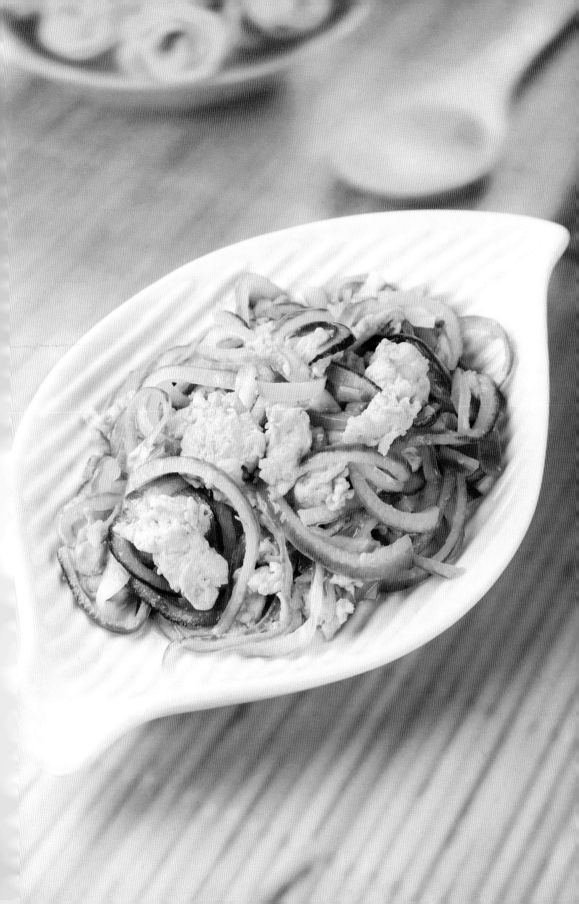

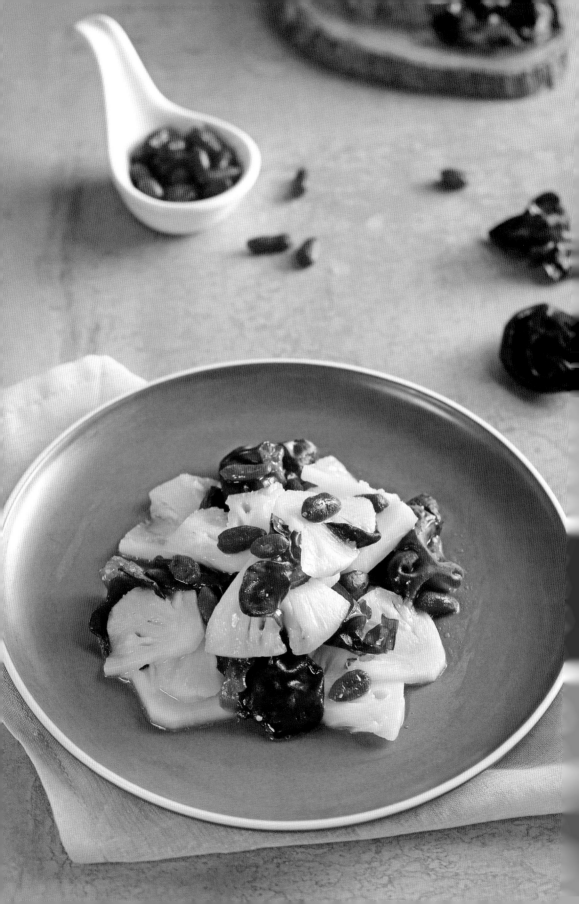

养血驻颜
令人肌肤红润

菠萝炒木耳

🍄 原料 *Ingredients*

菠萝肉	250 克
黑木耳	25 克
枸杞	适量

🍶 调料 *Seasonings*

盐	2 克
水淀粉	适量
食用油	适量

🥄 养生功效

木耳味甘，性平，能益气强身，有活血效能，并可防治缺铁性贫血，可养血驻颜，令人肌肤红润，容光焕发，也能够疏通肠胃，润滑肠道。

🍲 做法 *Directions*

1. 黑木耳用冷水泡发，撕成小片；菠萝肉洗净，用盐水浸泡切片；枸杞洗净略泡。
2. 炒锅注食用油烧热，下黑木耳片、菠萝片同炒。再放入枸杞，适量清水略烧。
3. 撒入盐调味，用水淀粉勾芡，炒匀即可。

 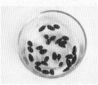 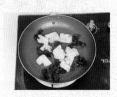 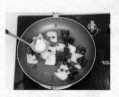

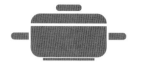

第三章
很补很补的元气滋补汤

　　无论是干燥的北方，还是湿热的南方，无论是家中的餐桌，还是在外的饮食，都离不开汤的滋补。尽管煲汤对很多家庭来说是一件很简单的事，但要煲出一碗好汤并不容易。本章精选的养生靓汤，简单而准确地为您介绍了煲汤的选料、搭配、用水、放料等，告诉您如何掌握好煲汤的步骤，如何控制好煲汤的时间和火候，从而能得心应手地为家人煲一碗养生又暖心的汤品。

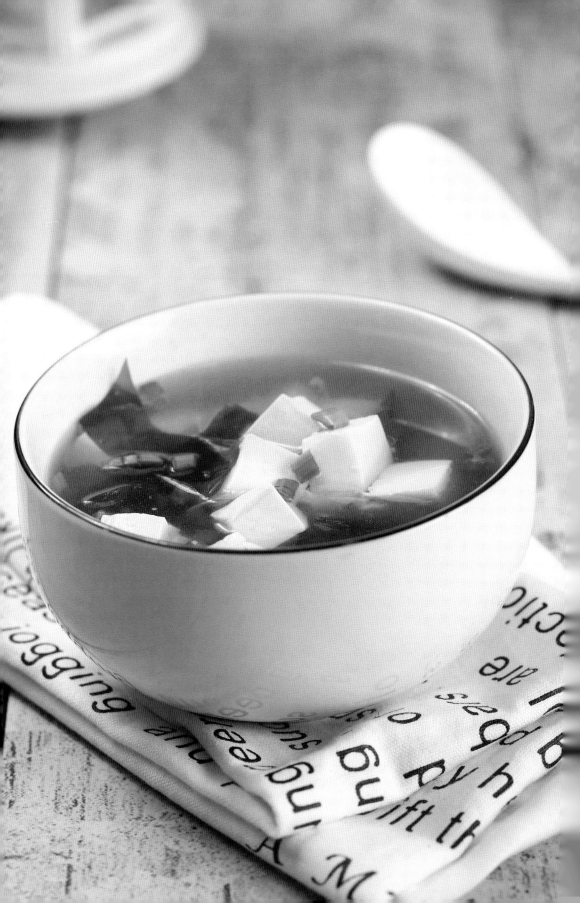

预防疾病
增强记忆力

豆腐味噌汤

🍄原料 *Ingredients*

豆腐	50 克
大葱	20 克
裙带菜	40 克
高汤	适量
葱花	适量

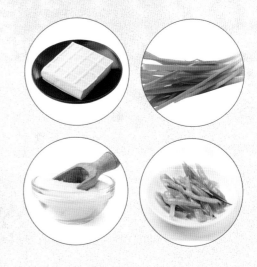

🧂调料 *Seasonings*

白味噌	1 大勺
盐	适量

👨‍🍳做法 *Directions*

1. 豆腐切成小块，大葱斜刀切片。
2. 高汤倒入锅中煮开，再倒入豆腐与泡发好的裙带菜。
3. 放入大葱，搅拌匀，加入味噌、盐搅匀搅散，将食材煮熟。
4. 盛出装入碗中，撒上葱花即可。

〽养生功效

豆腐可以改善人体脂肪结构，预防和抵制癌症，以及更年期疾病和骨质疏松症等，可以增强记忆力。

清热生津
解暑除烦

蛤蜊冬瓜汤

🍄 原料 *Ingredients*

蛤蜊	100克	冬瓜	50克	姜丝	适量

🧂 调料 *Seasonings*

盐　　　适量

🍲 做法 *Directions*

1. 将冬瓜洗净去皮，切成片。
2. 热锅注适量清水烧开，再放入冬瓜，大火煮沸。
3. 加入蛤蜊、姜丝，加盖，煮3分钟。
4. 揭开盖，加入少许盐，搅拌均匀，盛出，装入碗中即可。

🥄 养生功效

冬瓜具有清热生津、解暑除烦的功效，在夏日服食尤为适宜。冬瓜富含维生素C，且钾含量高，钠含量较低，可起到消肿而不伤正气的作用。

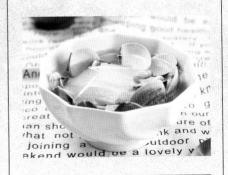

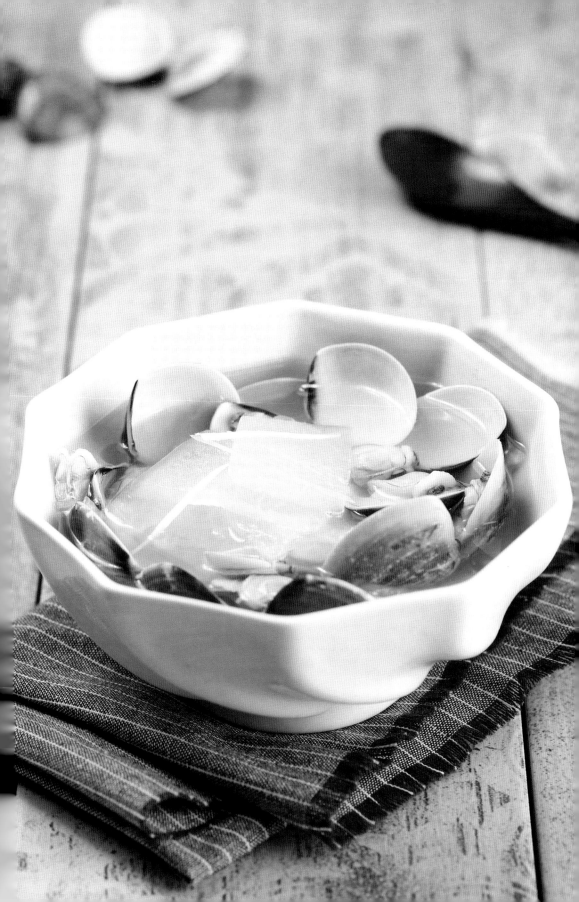

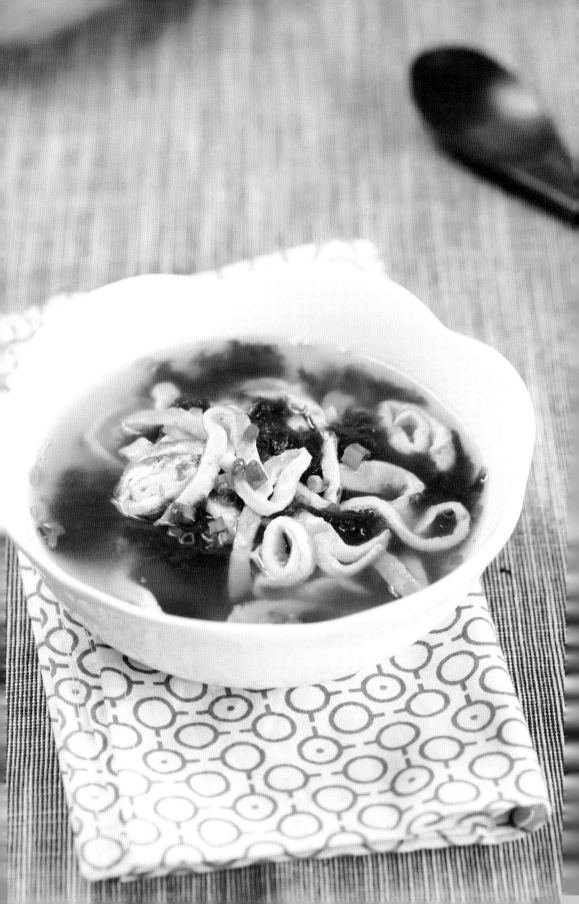

降血压
降低血清胆固醇

紫菜蛋丝汤

🍄原料 *Ingredients*

鸡蛋	50克
紫菜	30克
葱花	少许

🧂调料 *Seasonings*

盐	适量
芝麻油	适量
鸡粉	适量
食用油	适量

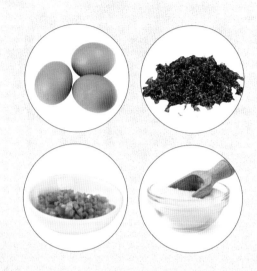

👨‍🍳做法 *Directions*

1. 鸡蛋打入碗中，加入盐，搅拌匀。
2. 煎锅中注油烧热，倒入蛋液，煎成蛋皮。
3. 煎好的蛋皮放凉后，切成丝。
4. 热锅注水烧开，放入紫菜、蛋丝。
5. 搅拌片刻，加入盐、鸡粉，搅匀调味。
6. 将煮好的汤盛出，撒上葱花、芝麻油即可。

🥄养生功效

紫菜营养丰富，其蛋白质含量超过海带，并含有较多的胡萝卜素和维生素 B_2，可显著降低血清胆固醇的含量，从而起到降血压的作用。

粟米菜花汤

—— 预防疾病 延缓衰老

🍄 原料 *Ingredients*

菜花	400 克
玉米粒	100 克

🗂 调料 *Seasonings*

鸡粉	适量
水淀粉	适量
香油	适量
食用油、盐	适量

👨‍🍳 做法 *Directions*

1. 将菜花切成小朵洗净，放入沸水锅焯熟，捞出用凉水过凉，沥干水分待用，玉米去芯。
2. 炒锅注食用油烧至五成热，加入菜花、玉米粒炒匀，再加入适量清水、盐和鸡粉烧沸。
3. 烧开后用水淀粉勾芡，淋上香油，出锅即可。

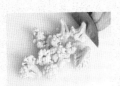

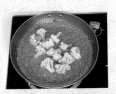

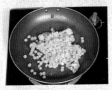

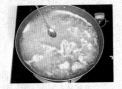

🥄 养生功效

玉米中含有丰富的不饱和脂肪酸，对冠心病、高脂血症及高血压等症有一定的预防和治疗作用，它含有的维生素 E 还可促进人体细胞分裂，延缓衰老。

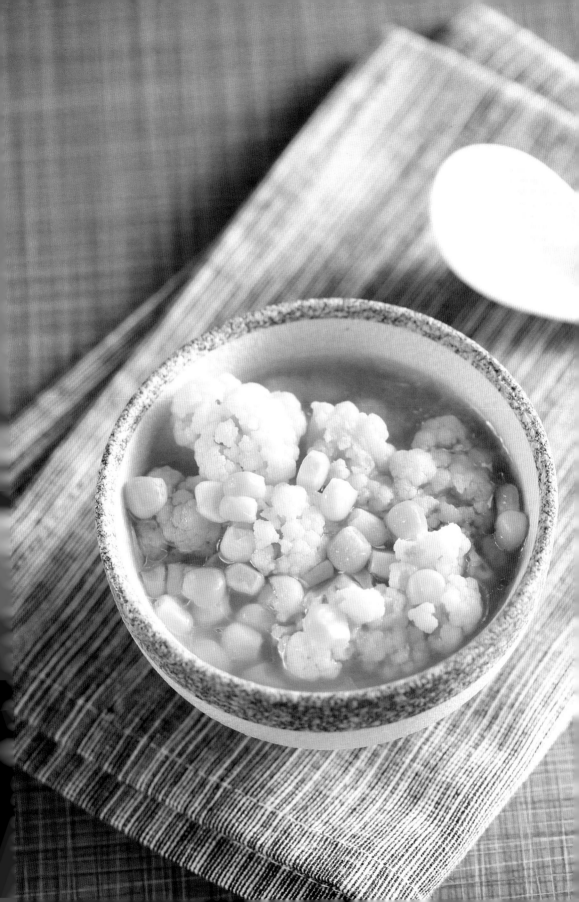

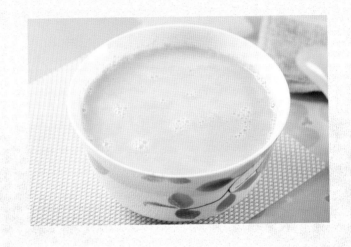

玉米浓汤

多喝牛奶
补充钙元素

养生功效

牛奶含有丰富的钙、磷、铁、锌、铜、锰、钼等营养物质。它是人体钙的最佳来源，而且钙磷比例非常适当，利于钙的吸收，能强壮骨骼。

🍄 原料 *Ingredients*

鲜玉米粒　　　　100克
牛奶　　　　　　150毫升

🍶 调料 *Seasonings*

盐　　　　　　　少许

👨‍🍳 做法 *Directions*

1. 取榨汁机，选用搅拌刀座，倒入洗净的玉米粒，再加入少许清水，盖上盖子。
2. 选择搅拌功能，将鲜玉米粒榨成玉米汁。
3. 玉米汁倒入汤锅中，搅拌几下，煮沸。
4. 倒入牛奶，拌匀，续煮片刻至沸，加入盐，拌匀，盛在小碗中即成。

清热润肺
健脾开胃

莲藕核桃板栗鸡汤

🍄原料 *Ingredients*

水发红莲子	65 克
大枣	40 克
核桃	65 克
陈皮	30 克
板栗仁	75 克
鸡肉块	180 克
莲藕	100 克

🧂调料 *Seasonings*

盐	2 克

🥄养生功效

莲藕营养丰富，含有淀粉、蛋白质、B
族维生素、维生素 C、膳食纤维等成分，
有许多食疗功效。藕生食能清热润肺、
凉血行瘀；熟吃可健脾开胃、止泻固精。

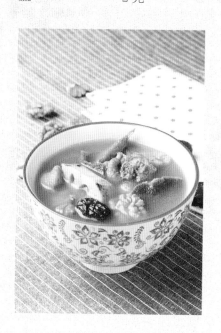

👨‍🍳做法 *Directions*

1. 洗净的莲藕切块。

2. 锅中注入适量清水烧开，放入鸡肉块，
汆片刻，捞出沥干备用。

3. 砂锅中注入适量清水烧开，倒入鸡肉块、
藕块、大枣、陈皮、红莲子、板栗仁、核桃，
拌匀。

4. 加盖，大火煮开后转小火煮 2 小时至熟，
加入盐，搅拌片刻至入味，将煮好的汤盛
入碗中即可。

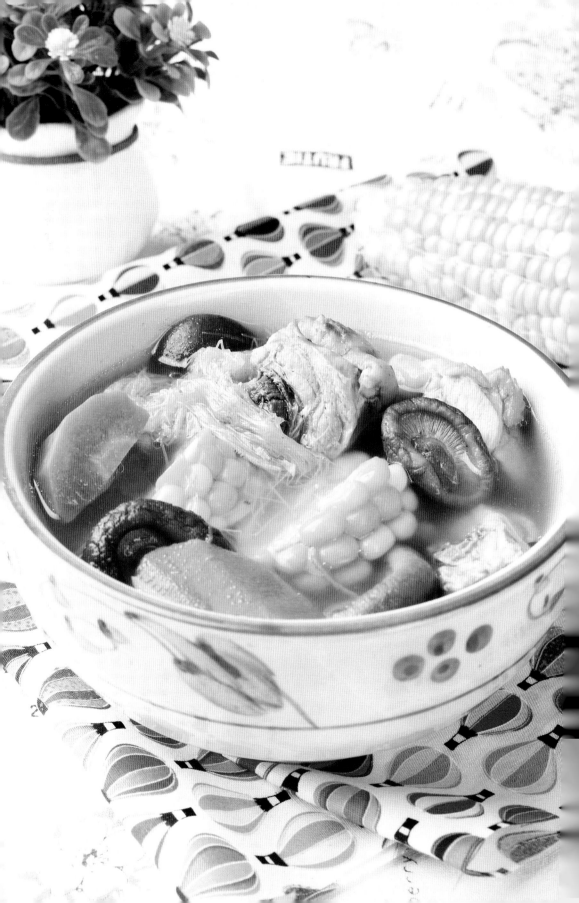

补精填髓
滋补良品

冬菇玉米须汤

🍄原料 *Ingredients*

水发冬菇	75 克
鸡肉块	150 克
玉米须	30 克
玉米	115 克
去皮胡萝卜	95 克
姜片	少许

🫕调料 *Seasonings*

盐	2 克

🥄**养生功效**

冬菇具有增强免疫力、延缓衰老、开胃消食等功效。鸡肉含有蛋白质、脂肪、维生素等，具有温中益气、补精填髓、益五脏、补虚损的作用。两者搭配玉米须一起熬成汤食用，营养价值很高，是一道滋补良品。

👨‍🍳做法 *Directions*

1. 洗净去皮的胡萝卜切滚刀块；玉米切段；冬菇切去蒂，备用。
2. 锅中注水烧开，倒入鸡肉块，余片刻，捞出沥干水分，备用。
3. 砂锅中注水烧开，倒入鸡肉块、玉米、胡萝卜、冬菇、姜片、玉米须，拌匀。
4. 加盖，大火煮开后转小火煮 2 小时至熟，加入盐，搅拌至入味，装入碗中即可。

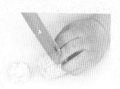
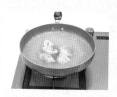
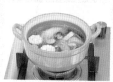
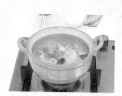

大枣芋头汤

补气益肾
和胃健脾

🍄 原料 *Ingredients*

大枣	20 克
去皮芋头	250 克

📋 调料 *Seasonings*

冰糖	20 克

👨‍🍳 做法 *Directions*

1. 洗净去皮的芋头切成丁。
2. 砂锅中注水烧开，倒入切好的芋头，再放入洗好的大枣。
3. 用大火煮开后转小火续煮 15 分钟至食材熟软。
4. 揭盖，倒入冰糖，搅拌至溶化，装碗即可。

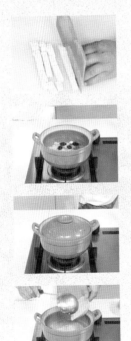

🥄 养生功效

芋头含有蛋白质、淀粉、维生素 C、B 族维生素、钙、磷、铁等营养物质，具有补气益肾，和胃健脾，破血散结等功效，适用于脾肾阴虚所致的食少瘦弱、口渴便秘的人群。

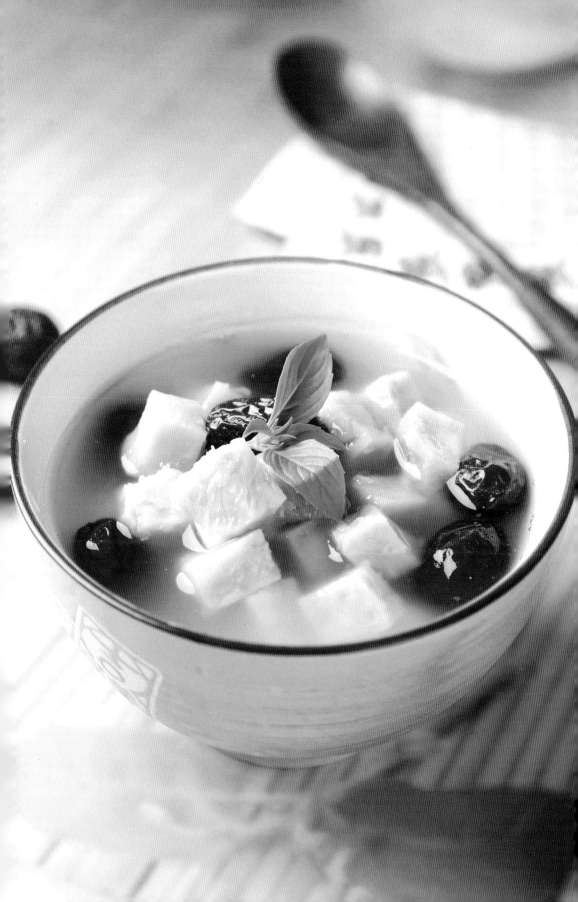

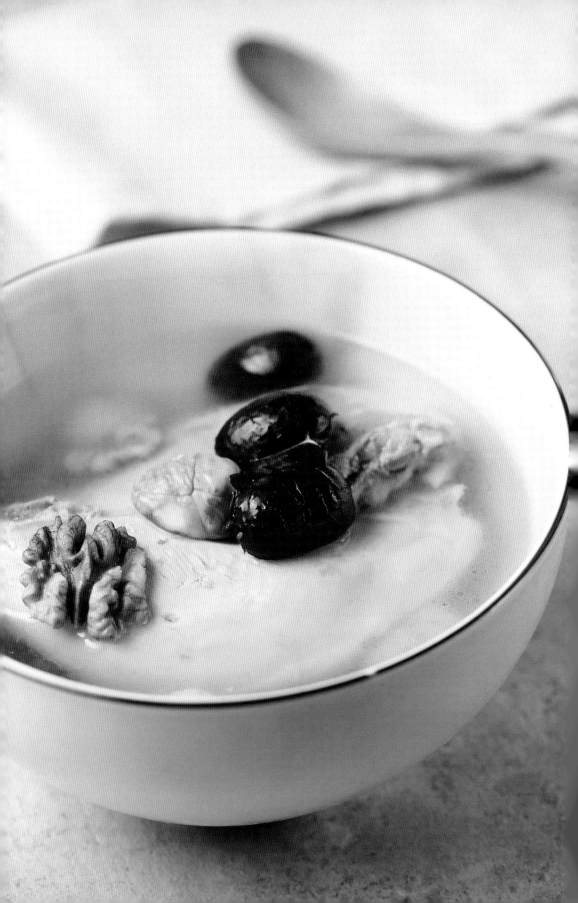

增强体力
强身健体

枣杏煲鸡汤

🍄原料 *Ingredients*

鸡	500 克
板栗肉	200 克
大枣	150 克
核桃	100 克
姜	适量
杏仁	适量

🥄养生功效

鸡肉含有维生素、蛋白质，消化率高，很容易被人体吸收利用，有增强体力、强壮身体的功效，是中国人膳食结构中脂肪和磷脂的重要来源之一。

调料 *Seasonings*

盐	适量

🍳做法 *Directions*

1. 将杏仁煮 5 分钟洗净，将板栗肉煮 5 ~ 10 分钟洗净，浸于清水中。
2. 将核桃去壳放入滚水中煮 5 分钟，捞起用清水洗净，将大枣洗净去核。
3. 将鸡切去脚洗净，放入滚水中煮熟，取出洗净。
4. 锅内填入适量水，放入鸡、大枣、杏仁、姜煲滚，慢火煲 2 小时。
5. 加入核桃、板栗肉煲滚，再煲 1 小时。撒盐调味，盛出即可。

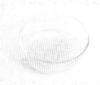
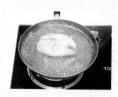
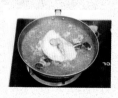
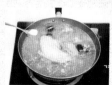

山药大枣鸡汤

缓解疲劳
益智安神

🍲 原料 *Ingredients*

鸡肉	400 克	枸杞	少许
山药	230 克	姜片	少许
大枣	少许		

🧂 调料 *Seasonings*

盐	3 克
鸡粉	2 克
料酒	4 毫升

👨‍🍳 做法 *Directions*

1. 洗净去皮的山药切滚刀块；洗好的鸡肉切块。

2. 锅中注入清水烧开，倒入鸡肉块，拌匀，淋入料酒，煮约 2 分钟，撇去浮沫，捞出，沥干水分。

3. 砂锅中注入清水烧开，倒入鸡肉块，放入大枣、姜片、枸杞，淋入料酒，煮约 40 分钟至食材熟透。

4. 加入盐、鸡粉，拌匀调味，盛入碗中即可。

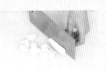

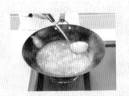

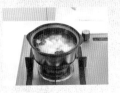

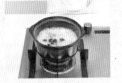

🥄 养生功效

大枣含有蛋白质、有机酸、胡萝卜素、钙、磷、铁等营养成分，具有补中益气、养血安神、缓解疲劳、养颜美容等功效。山药含有大量黏液蛋白，能预防心血管疾病，起到益智安神、延年益寿的功效。

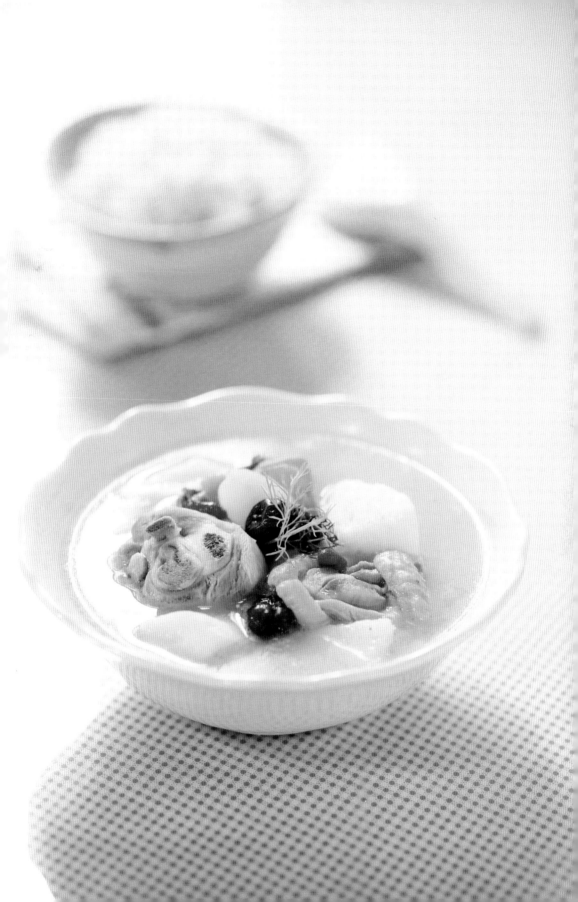

清热解暑
平肝降压

苦瓜菊花汤

🍄 原料 *Ingredients*

菊花	2克
苦瓜	500克

🧂 调料 *Seasonings*

无

👨‍🍳 做法 *Directions*

1. 洗净的苦瓜对半切开刮去瓤子，斜刀切块。
2. 砂锅中注入适量的清水大火烧开。
3. 倒入苦瓜，搅拌片刻，倒入菊花。
4. 搅拌片刻，煮开后略煮一会儿至食材熟透，盛入碗中即可。

养生功效

苦瓜含有糖类、膳食纤维、维生素C、钙、磷、铁、胡萝卜素、矿物质等成分，具有清热解毒、促进食欲、利尿活血等功效。

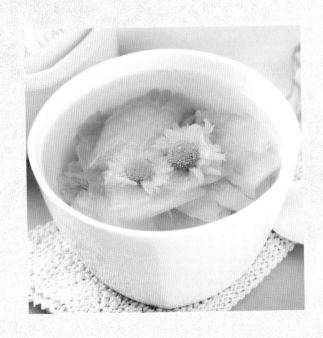

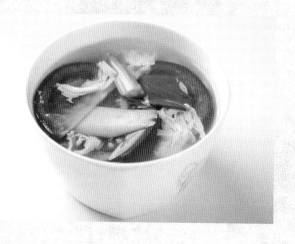

延缓衰老
润滑肌肤

家常蔬菜蛋汤

🍄原料 *Ingredients*

菜心	150克	鸡蛋	1个
黄瓜	100克	西红柿	95克

🧂调料 *Seasonings*

盐	2克
鸡粉	2克
食用油	适量

🍲做法 *Directions*

1. 菜心切成段；西红柿切成瓣；黄瓜去皮，切长条，去子，切成小块；鸡蛋打入碗中，搅散成蛋液待用。
2. 锅中注入适量清水烧开，加入适量食用油、盐、鸡粉，放入黄瓜、西红柿，盖上盖，用大火煮沸。
3. 揭盖，放入切好的菜心，煮约1分钟至熟软。
4. 倒入鸡蛋液拌匀煮沸，把煮好的汤盛入碗中即可。

养生功效

黄瓜含水量高，经常食用可起到延缓皮肤衰老的作用。还含有维生素 B_1 和维生素 B_2，可以防止口角炎、唇炎，润滑肌肤。

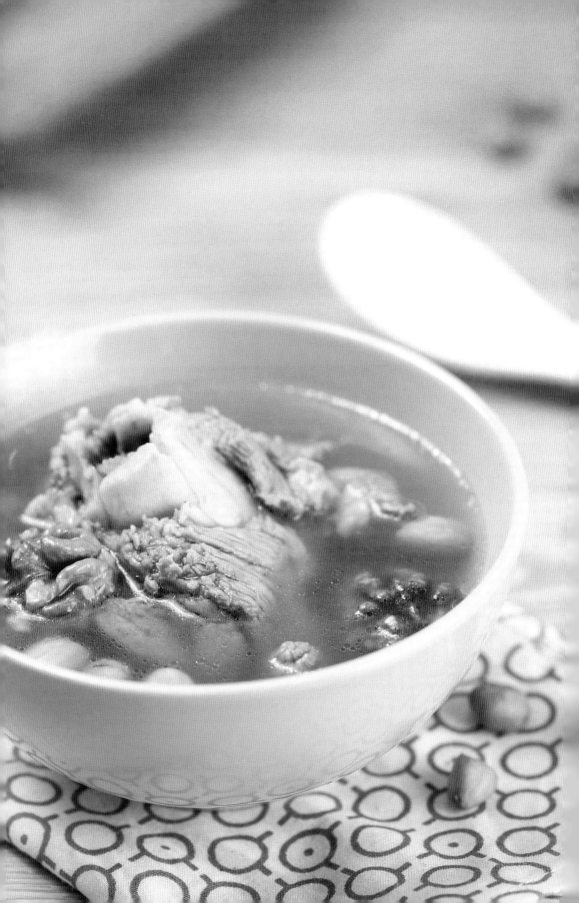

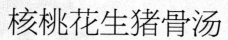
补充多种微量元素
强壮身体

核桃花生猪骨汤

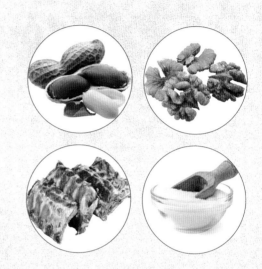

原料 *Ingredients*

花生	75克
核桃仁	70克
猪骨块	275克

调料 *Seasonings*

盐	2克

做法 *Directions*

1. 锅中注水烧开，放入洗净的猪骨块，汆片刻，捞出沥干水分，装入盘中，待用。

2. 砂锅中注水烧开，倒入猪骨块、花生、核桃仁，拌匀，大火煮开后转小火煮 1 小时至熟。

3. 揭盖，加入盐，搅拌片刻至入味。

4. 关火后盛出煮好的汤，装入碗中即可。

养生功效

核桃含有人体必需的钙、磷、铁等多种元素和矿物质，以及胡萝卜素、维生素 B_2 等多种维生素，对人体十分有利，被誉为"万岁子""长寿果"。

延缓衰老
降血压、降血脂

冬瓜鲜菇鸡汤

🍄 原料 *Ingredients*

水发香菇	30克	鸡肉块	50克	高汤	适量
冬瓜块	80克	瘦肉块	40克		

🧂 调料 *Seasonings*

盐	2克

👨‍🍳 做法 *Directions*

1. 锅中注水烧开，倒入洗净的鸡肉和瘦肉，余去血水，捞出沥干水分，过一次凉水，备用。

2. 锅中注入适量高汤烧开，倒入余过水的食材，再放入备好的冬瓜、香菇，稍微搅拌片刻。

3. 用大火煮15分钟后转中火煮2小时至食材熟软，加入少许盐调味，搅拌均匀。

4. 盛出煮好的汤料，装入碗中，待稍微放凉即可食用。

🥄 养生功效

香菇具有高蛋白、低脂肪、多糖、多种氨基酸和多种维生素。可以延缓衰老防癌抗癌，还能够降血压、降血脂、降胆固醇。

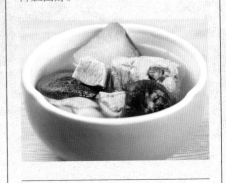

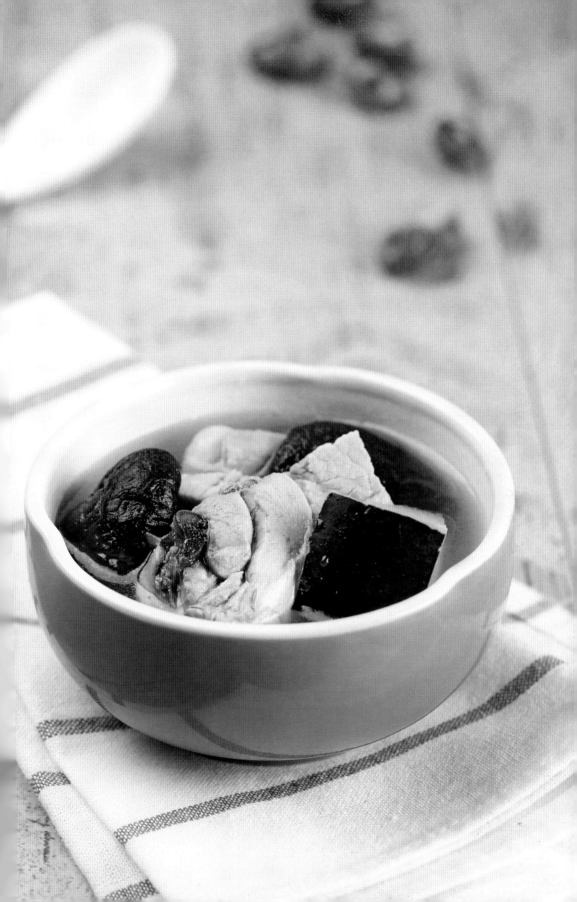

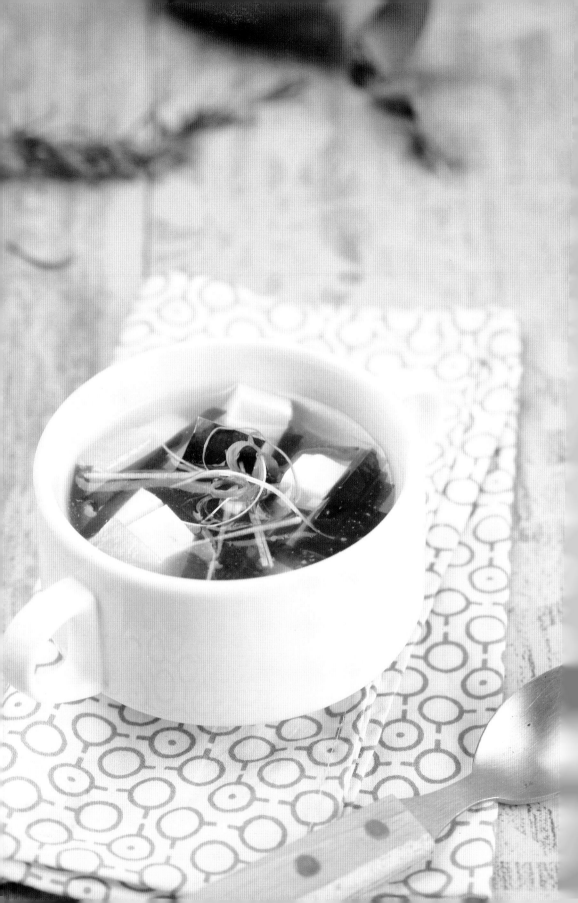

出血止血
具有降压作用

海带豆腐冬瓜汤

🍄原料 *Ingredients*

豆腐	170克
冬瓜	200克
水发海带丝	120克
姜丝、葱丝	少许

🧂调料 *Seasonings*

盐、鸡粉	2克
胡椒粉	少许

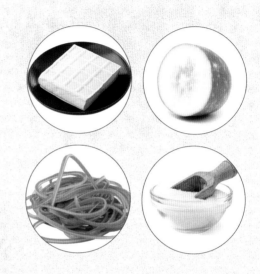

👨‍🍳做法 *Directions*

1. 将洗净的豆腐切开，改切条形，再切小方块，冬瓜切小块，备用。

2. 锅中注水烧开，撒上姜丝、葱丝，放入冬瓜块，倒入豆腐块，再放入洗干净的海带丝，拌匀。

3. 用大火煮约4分钟，至食材熟透，加入盐、鸡粉。

4. 撒上适量胡椒粉，拌匀，略煮一会儿至汤汁入味，盛出煮好的汤料，装入碗中即可。

🥄养生功效

海带含碘量很高，营养丰富，海带中的褐藻酸钠盐有预防白血病和骨痛病的作用，对动脉出血亦有止血的作用，还具有降压的功效。

芋头海带鱼丸汤

益脾调气
护牙健齿

原料 *Ingredients*

芋头	120 克	姜片	少许
鱼肉丸	160 克	葱花	少许
水发海带丝	110 克		

调料 *Seasonings*

盐	少许
鸡粉	少许
料酒	4 毫升

做法 *Directions*

1. 将去皮洗净的芋头切成菱形块，将鱼丸切上十字花刀，备用。

2. 砂锅中注入适量清水烧开，倒入芋头，拌匀，盖上盖，烧开后用小火煮约 15 分钟，至食材断生。

3. 倒入鱼丸、海带丝，淋入料酒，撒上姜片，搅拌均匀，再盖上盖，用中小火续煮约 10 分钟至全部食材熟透。

4. 揭盖，加入少许盐、鸡粉，拌匀调味，盛入碗中，点缀上葱花即成。

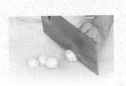

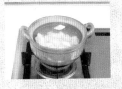

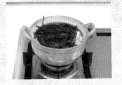

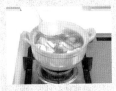

⌇ 养生功效

芋头含有蛋白质、膳食纤维、维生素 C、维生素 E、磷、硒、钾、铜、镁、锰等营养成分，具有益脾胃、调中气、洁齿防龋、保护牙齿等功效。

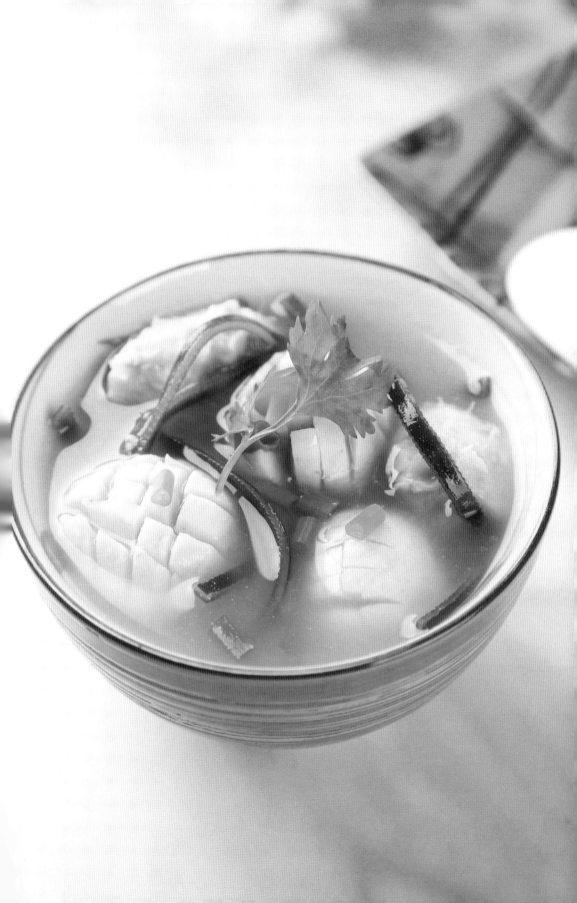

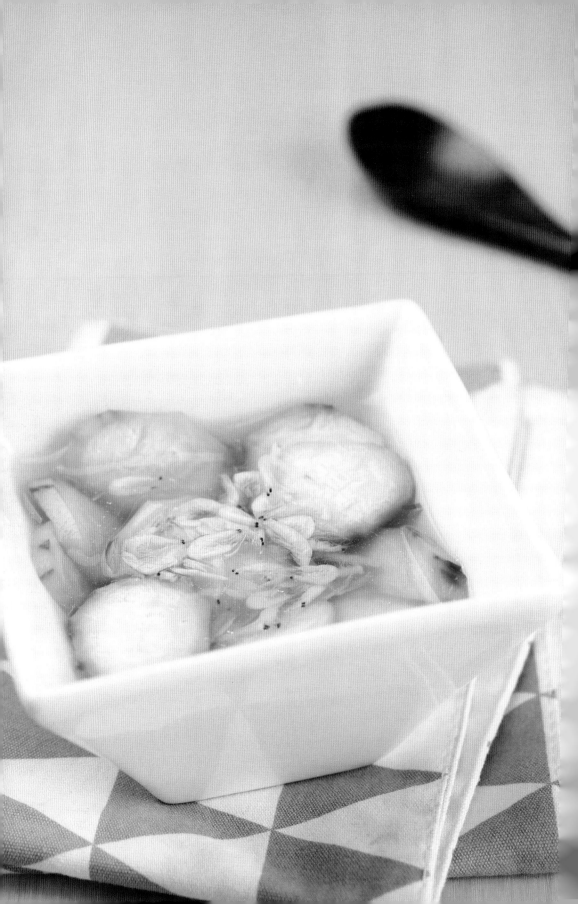

美白养颜
使皮肤洁白、细嫩

丝瓜虾皮汤

原料 *Ingredients*

去皮丝瓜	180 克
虾皮	40 克

调料 *Seasonings*

盐	2 克
芝麻油	5 毫升
食用油	适量

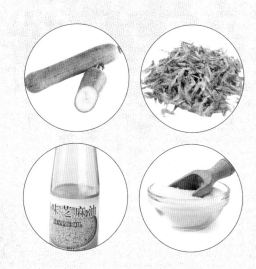

做法 *Directions*

1. 洗净去皮的丝瓜切段，改切成片，待用。
2. 用油起锅，倒入丝瓜，炒匀。
3. 注入适量清水，煮约 2 分钟至沸腾。
4. 放入虾皮，加入盐，稍煮片刻至入味。
5. 关火后盛出煮好的汤，装入碗中，淋上芝麻油即可。

养生功效

丝瓜含有蛋白质、糖类、钙、磷、铁及维生素 B_1、维生素 C 等成分，其中的维生素 B_1 能防止皮肤老化，维生素 C 能增白皮肤、还可以消除斑块，使皮肤洁白、细嫩。

香菜鱼片汤

发汗透疹——感冒期的食疗

🥢 原料 *Ingredients*

草鱼肉	350 克
香菜	少许

🥢 调料 *Seasonings*

盐	2 克
胡椒粉	2 克
鸡粉	1 克
水淀粉	5 毫升
芝麻油	少许

👨‍🍳 做法 *Directions*

1. 洗好的香菜切碎；洗净的鱼肉切双飞片，备用。

2. 把鱼片倒入碗中，加入盐、水淀粉，拌匀，腌渍一会儿至其入味，待用。

3. 锅中注入适量清水烧开，加入盐、鸡粉、胡椒粉，拌匀，倒入香菜、鱼片，拌匀，煮约 2 分钟至食材熟透。

4. 盛出煮好的鱼汤，装入碗中，放上两片香菜叶点缀，淋入芝麻油即可食用。

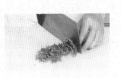
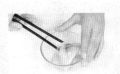
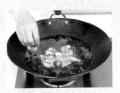
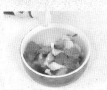

🥄 养生功效

香菜鱼片汤有发汗、透疹、下气健胃的功效，适用于感冒、小儿麻疹初期，消化不良等症，可作为风寒感冒或感冒恢复期的食疗。

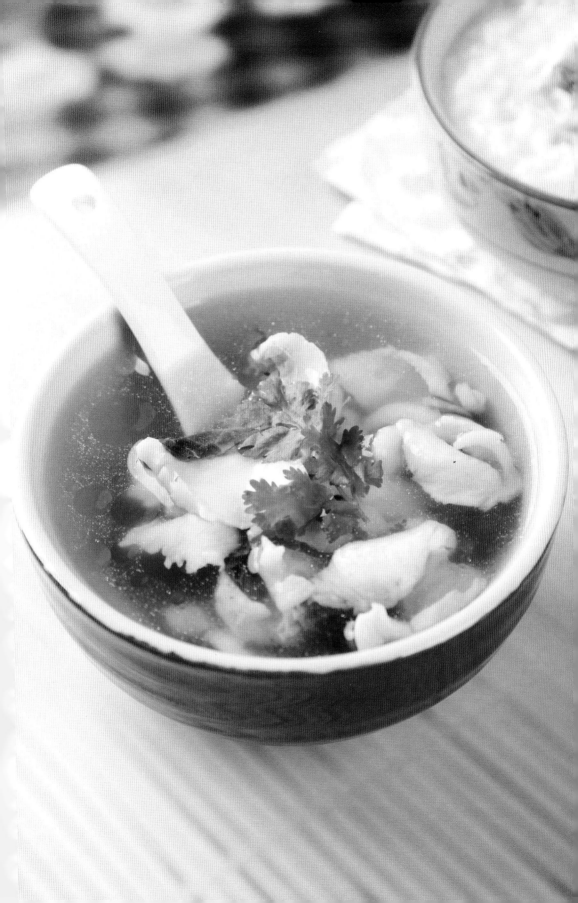

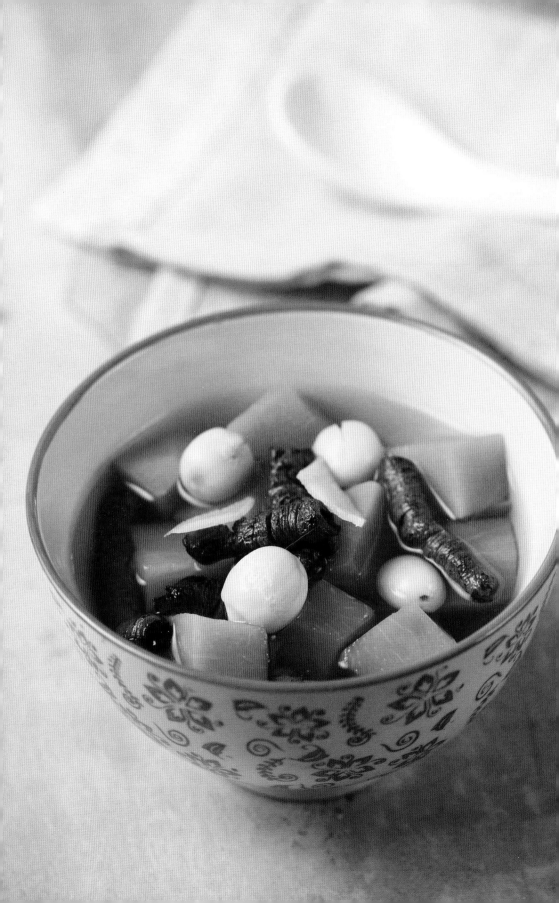

润燥南瓜汤

🍄原料 *Ingredients*

南瓜	1 个
莲子	50 克
巴戟天	25 克
老姜	适量

🧂调料 *Seasonings*

冰糖	适量
盐	适量

🥄养生功效

南瓜中含有丰富的锌，能参与人体内核酸、蛋白质的合成，是肾上腺皮质激素固有成分，也是人体生长发育的重要物质。黄瓜还含有多种矿质元素，如钙、钾、磷、镁等，能预防骨质疏松和高血压。

👨‍🍳做法 *Directions*

1. 将南瓜洗净去皮切块，姜切片，将莲子洗净用清水泡软，将巴戟天洗净。

2. 锅中添水煮开，倒入南瓜块、莲子、巴戟天、姜片，小火煮约 2 个小时。

3. 加入冰糖，大火煮 10 分钟，再加入盐调味即可。

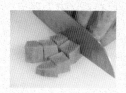

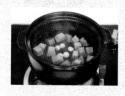
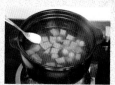

营养美食
滋补圣品

海带牛肉汤

🧑‍🍳 原料 *Ingredients*

牛肉	150 克
水发海带丝	100 克
姜片、葱段	少许

🧂 调料 *Seasonings*

鸡粉	2 克	料酒	6 毫升
胡椒粉	1 克	生抽	4 毫升

🧑‍🍳 做法 *Directions*

1. 取备好的牛肉洗净，切成丁，备用。

2. 锅中注水烧开，倒入牛肉丁，淋入少许料酒，拌匀，余去血水，捞出牛肉待用。

3. 高压锅中注水烧热，倒入牛肉、姜片、葱段，淋入少许料酒，盖好盖，用中火煮约 30 分钟，至牛肉熟烂。

4. 拧开盖子，倒入海带丝，转大火略煮一会儿，加入生抽、鸡粉，撒上胡椒粉，拌匀调味，装入碗中即成。

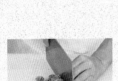

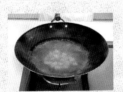

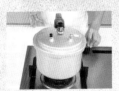

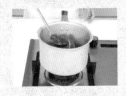

🥄 养生功效

海带中含有可溶性纤维，比一般纤维更容易消化吸收。牛肉含有蛋白质、牛磺酸、维生素 B_1、维生素 B_2、胆固醇、磷、钙、铁等营养成分，具有补脾胃、益气血、强筋骨等功效。

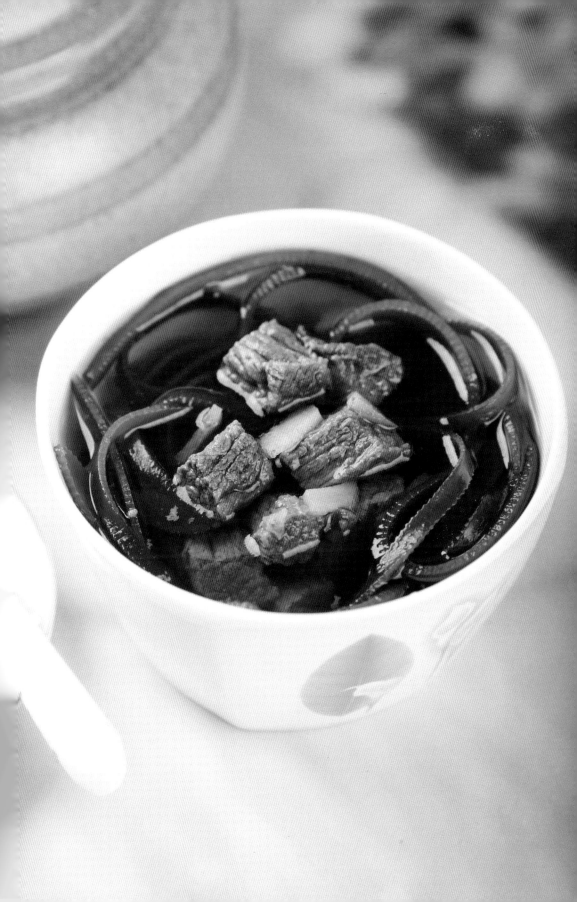

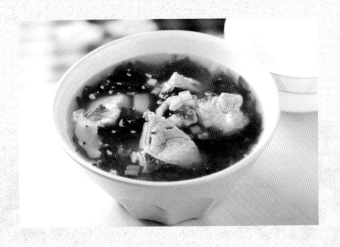

紫菜虾米猪骨汤

健脑补益
降压抗癌

养生功效

紫菜含有维生素 B₁、烟酸、胆碱、丙氨酸、谷氨酸等成分，具有化痰软坚、清热利水、补肾养心等功效。常吃紫菜还能预防大肠癌。猪骨性平，可用于解毒，杀虫止痢，缓解肺结核等症状。

🍄 原料 *Ingredients*

虾米	20克	姜片	少许
猪骨	400克	葱花	少许
紫菜	少许		

🧂 调料 *Seasonings*

盐	2克
鸡粉	2克
料酒	10毫升

👨‍🍳 做法 *Directions*

1. 锅中注入适量清水烧开，倒入猪骨，淋入料酒，氽去血水，捞出，沥干水分。

2. 砂锅中注入清水烧开，放入姜片、猪骨、虾米、料酒拌匀，煮约40分钟。

3. 放入紫菜，拌匀，续煮20分钟。

4. 加入盐、鸡粉，拌匀，将煮好的汤料盛出，装入碗中，撒上葱花即可。

四物乌鸡汤

原料 *Ingredients*

乌鸡肉	200 克
大枣	8 克
熟地、当归	各 5 克
白芍、川芎	各 5 克

调料 *Seasonings*

料酒	少许
盐、鸡粉	各 2 克

养生功效

乌鸡含有蛋白质、B 族维生素、维生素 E、磷、铁、钾等营养成分，具有增强免疫力、益肾养阴、强筋健骨等功效。

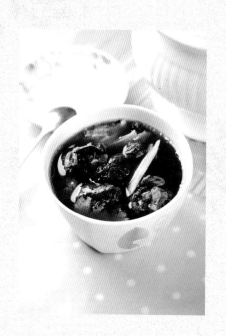

做法 *Directions*

1. 沸水锅中倒入斩好的乌鸡肉，淋入料酒，汆去血水，撇去浮沫，捞出乌鸡肉，沥干待用。

2. 砂锅中注入适量清水，倒入熟地、当归、白芍、川芎、大枣，放入汆过水的乌鸡肉，拌匀。

3. 盖上盖，用大火煮开后转小火续煮 1 小时至食材熟透。

4. 揭盖，加入盐、鸡粉，拌匀，盛入碗中即可。

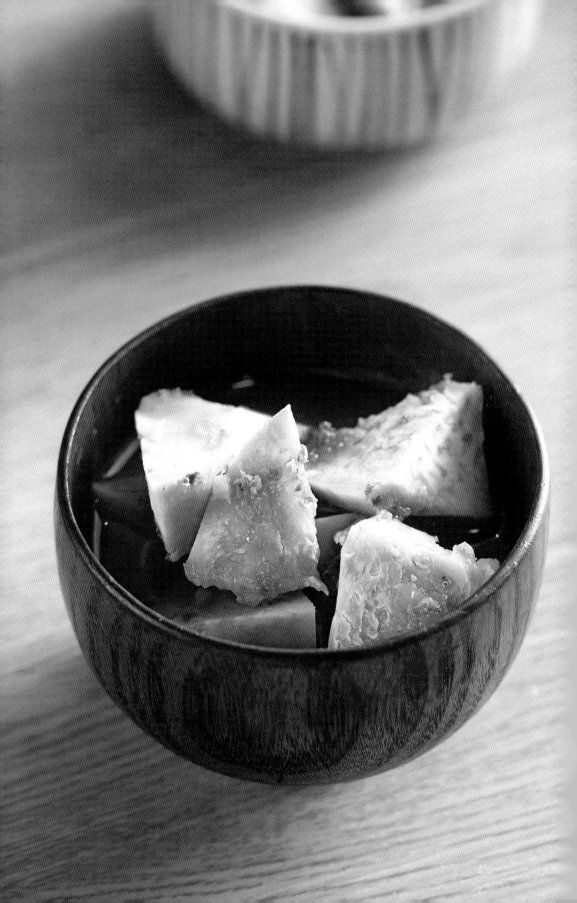

通便解毒
补中益肝肾

桂花芋头汤

第三章 很补很补的元气滋补汤

🍄原料 *Ingredients*

芋头	500克
糖桂花	适量

🧂调料 *Seasonings*

白糖	适量

🥄 **养生功效**

芋头味甘辛，具有益胃宽肠、通便解毒、补中益肝肾、消肿止痛、益胃健脾、调节中气、化痰等功效。

👨‍🍳做法 *Directions*

1. 将芋头洗净去皮切成小块。

2. 锅中添入适量清水，放入芋头块，旺火煮开。

3. 盖上盖子，改用小火焖1小时以上至芋头块变软。

4. 加白糖调匀，随煮随搅（防止烟底烧焦）。

5. 煮开后停火，加糖桂花搅拌，出锅即可。

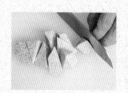 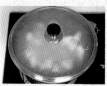 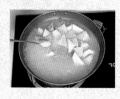 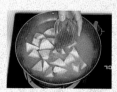

瘦肉莲子汤

清心解热 —— 养心安神

🍳原料 *Ingredients*

党参	15 克
莲子	40 克
胡萝卜	50 克
猪瘦肉	200 克

🍲调料 *Seasonings*

盐	2 克
鸡粉	2 克
胡椒粉	少许

👨‍🍳做法 *Directions*

1. 洗好的胡萝卜切成小块；洗净的猪瘦肉切片，备用。
2. 砂锅中注入适量清水，加入备好的莲子、党参、胡萝卜、瘦肉，拌匀。
3. 盖上盖，用小火煮约 30 分钟，至食材熟软。
4. 放入盐、鸡粉、胡椒粉，搅拌拌匀，煮至食材入味，盛入碗中即可。

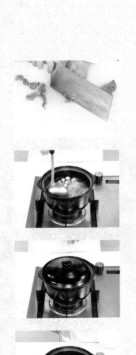

🥄养生功效

莲子含有蛋白质、多种维生素及微量元素，具有补脾止泻、养心安神、补胃、固精、防癌抗癌等功效。

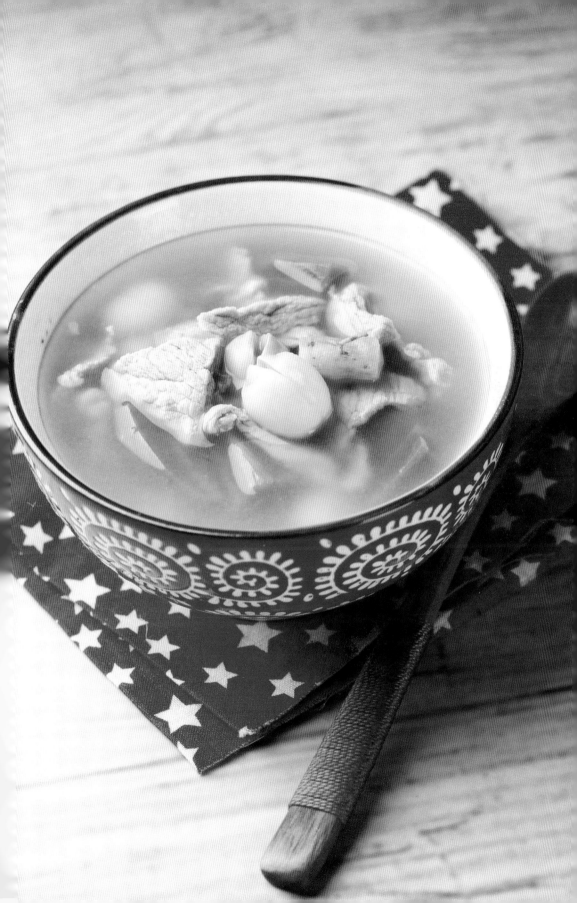

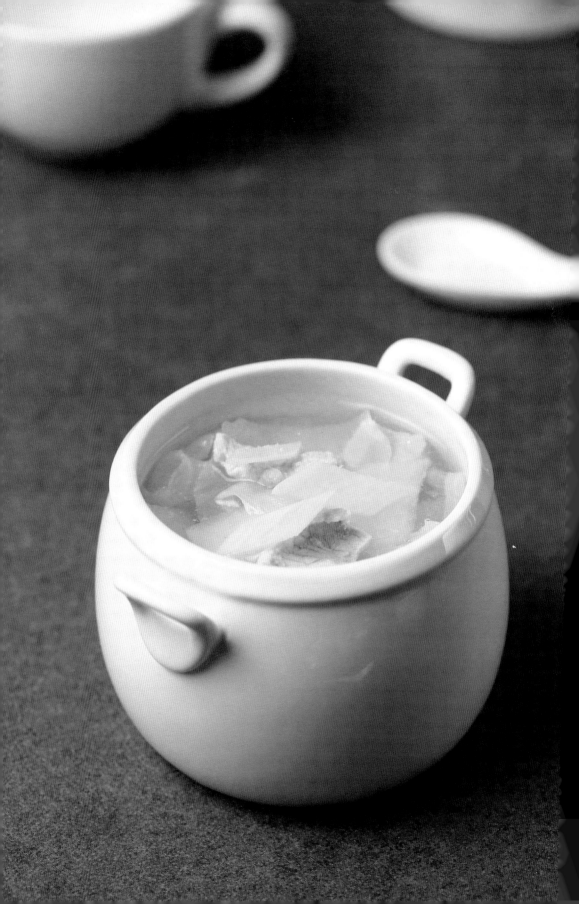

卷心菜瘦肉汤

🍄原料 *Ingredients*

白萝卜	300 克
卷心菜	200 克
猪瘦肉	150 克
姜	适量

🍱调料 *Seasonings*

盐	适量
香油	适量

🥄养生功效

卷心菜性平、味甘，具有补骨髓、润脏腑、益心力、壮筋骨、清热止痛的作用，它还能增强人体免疫力，预防感冒。

👨‍🍳做法 *Directions*

1. 将猪瘦肉洗净切片，卷心菜撕块，白萝卜洗净切块，姜切片。

2. 锅中放入卷心菜块、白萝卜块、猪瘦肉片、姜片，再加清水，大火煮沸。

3. 改用小火煲约 2 小时，加入盐调味，淋入香油即可。

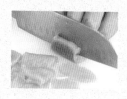 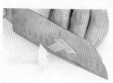 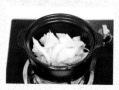 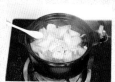

麦冬黑枣土鸡汤

滋补养颜
带来美丽的好汤

🍄 原料 *Ingredients*

鸡腿	700克	黑枣	10克
麦冬	5克	枸杞	适量

🧂 调料 *Seasonings*

盐	1克	米酒	5毫升
料酒	10毫升		

🍳 做法 *Directions*

1. 锅中注入适量清水烧开，倒入洗净切好的鸡腿，加入料酒，拌匀。

2. 汆一会儿至去除血水；捞出汆好的鸡腿，装入盘中，待用。

3. 另起砂锅，注水烧热，倒入麦冬、黑枣、鸡腿，加入料酒，拌匀，用大火煮开后转小火续煮1小时至全部食材熟透。

4. 揭盖，加入枸杞，放入盐、米酒，拌匀，续煮10分钟至食材入味，盛出即可。

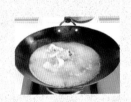

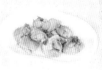

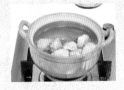

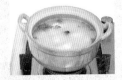

🥄 养生功效

麦冬性甘，微苦，可用于肺燥干咳。黑枣含有果胶、蛋白质、维生素A、B族维生素、钙、磷、钾等营养物质，具有润肠通便、降脂降糖、增强免疫力、滋补养颜等功效。

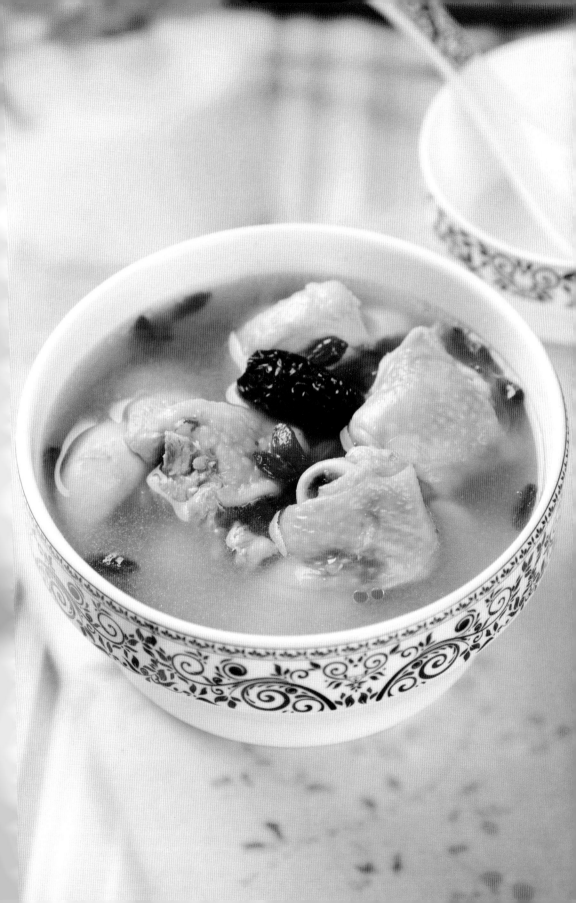

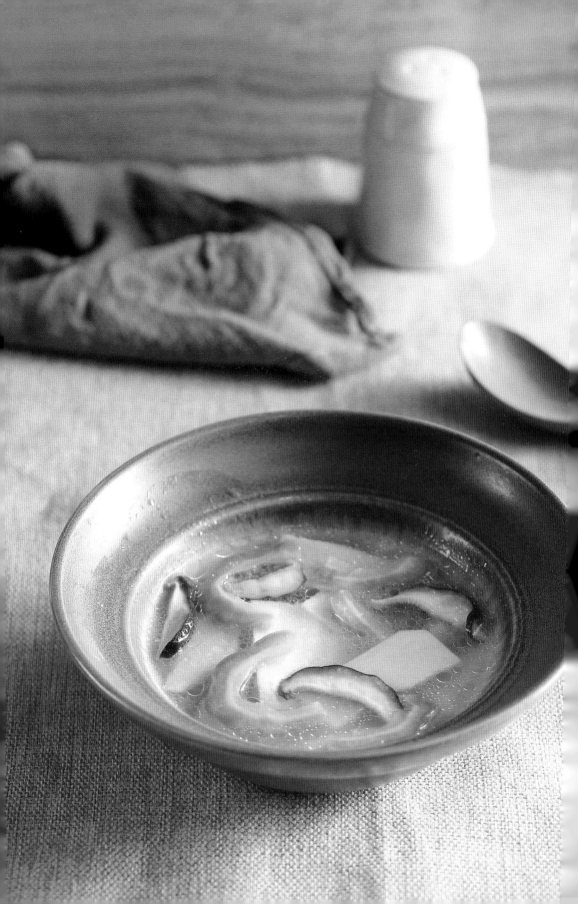

三鲜苦瓜汤

🍄原料 *Ingredients*

苦瓜	300 克
鲜香菇	100 克
冬笋	100 克

🍶调料 *Seasonings*

盐	适量
鸡粉	适量
色拉油	适量
鲜汤	适量

🥄养生功效

竹笋味甘、性微寒，具有滋阴凉血、和中润肠、清热化痰、解渴除烦、消食的功效，还可开胃健脾、宽肠利膈、通肠排便、消解油腻。

🍳做法 *Directions*

1. 将苦瓜洗净去瓜瓤，切成薄片。
2. 将苦瓜片放入沸水锅中焯烫，捞出放凉水中浸凉。
3. 将鲜香菇洗净去蒂，冬笋洗净去壳，切成薄片。
4. 炒锅注入色拉油烧热，放入苦瓜片略炒，添入鲜汤煮开。
5. 加入冬笋片、香菇片煮制酥软，撒入盐、鸡粉调味，起锅倒入汤碗即可。

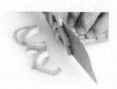
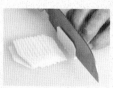
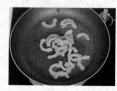
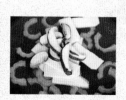

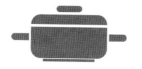

第四章
只有医生知道的营养粥配方

　　粥被誉为"补人之物"，作为一种传统食品，对中国人来说有着独特的意义，一碗再普通不过的粥，却有着神奇的养生延年的作用。在家烹饪，煮一碗好粥更是必不可少，配方可以有多种变化，蔬菜、水果、肉类、海鲜、干果等都可以加到粥里去，食疗效果十分明显。本章为您挑选的粥，不仅注重保健功效，还在意口感味道，呈现的都是经典的、好喝的、好做的、食材易得的养生粥膳，非常方便在家制作。

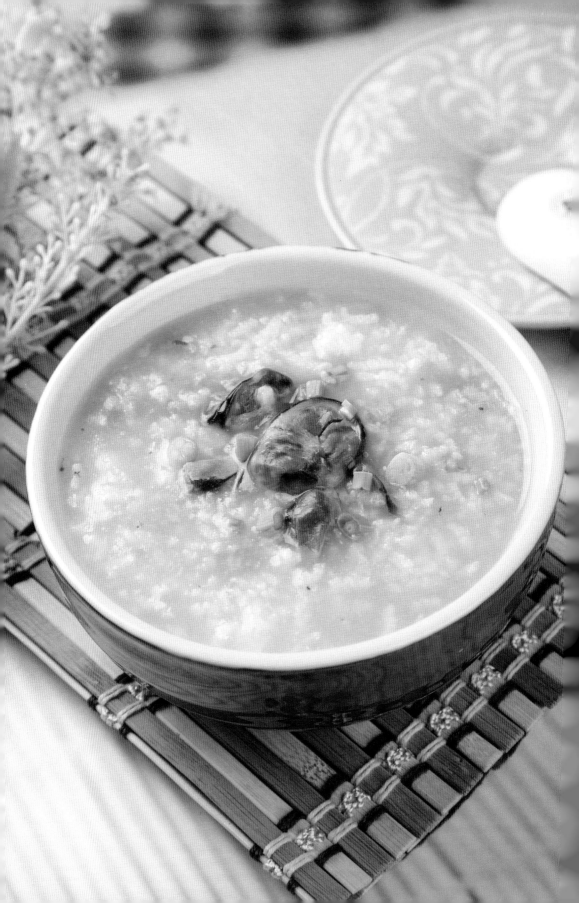

温中暖下
补阳益寿

羊肉淡菜粥

🍄原料 *Ingredients*

羊肉末	10 克
水发淡菜	100 克
水发大米	200 克
姜片、葱花	少许

🧂调料 *Seasonings*

料酒	5 毫升
盐、鸡粉	2 克

🥄养生功效

淡菜含有 B 族维生素、不饱和脂肪酸、蛋白质、锌、镁、钙等营养成分，具有补肝益肾、调经活血、增强免疫力等功效。羊肉肉质细嫩，高蛋白，低脂肪，性温甘味，有益气补虚、温中暖下、补肾壮阳、滋补防寒之功效。

👨‍🍳做法 *Directions*

1. 砂锅中注入适量清水，用大火烧热，倒入泡发好的大米，搅拌片刻，盖上锅盖，煮开转小火 30 分钟至熟软。

2. 掀开锅盖，倒入淡菜、羊肉、姜片、葱花，淋入料酒，搅匀。

3. 盖上锅盖，中火继续煮 30 分钟。

4. 放入盐、鸡粉，搅拌片刻，使食材入味，关火，将煮好的粥盛入碗中即可。

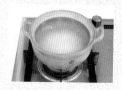
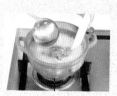
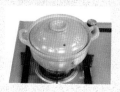
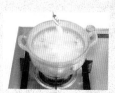

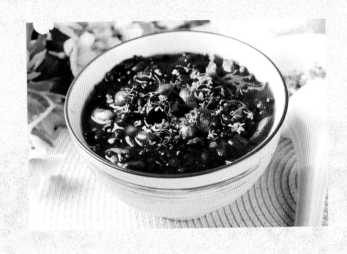

养颜甜粥
营养粗粮

黑米桂花粥

养生功效

黑米味甘、性温，
有益气补血、暖胃
健脾、滋补肝肾等
作用，特别适合脾
胃虚弱、体虚乏
力、贫血、失血、
心悸气短等患者
食用。

🍄 原料 *Ingredients*

水发赤小豆	150 克	大枣	20 克
水发莲子	100 克	桂花	10 克
水发黑米	150 克	花生米	20 克

🍖 调料 *Seasonings*

冰糖	25 克

👨‍🍳 做法 *Directions*

1. 砂锅中注入清水，倒入赤小豆、黑米、花生米、莲子、大枣，拌匀。

2. 加盖，大火煮开后转小火煮 30 分钟至食材熟透。

3. 揭盖，放入冰糖、桂花，拌匀，继续煮 2 分钟，至冰糖完全溶化。

4. 揭盖，搅拌片刻使其入味，将煮好的粥盛出，装入碗中即可。

补血养胃
安神辅食

枣泥小米粥

🍄原料 *Ingredients*

小米	85克
大枣	20克

🧂调料 *Seasonings*

无

🥄养生功效

大枣味甘，性温，具有补中益气、养血安神的功效，适于脾虚食少之人服用。小米的食用价值很高，能促进人体褪黑素的分泌，改善睡眠。幼儿食用小米粥，不仅有安神助眠的作用，而且对皮肤也有很好的保护作用。

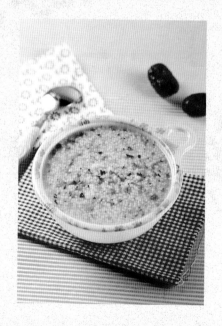

👨‍🍳做法 *Directions*

1. 蒸锅上火烧沸，放入大枣，中火蒸约10分钟至大枣变软，取出放凉，切开，取出果核，再剁成细末。

2. 将大枣末倒入杵臼中，捣成大枣泥，盛出待用。

3. 汤锅中注入适量清水烧开，倒入洗净的小米，搅拌几下，使米粒散开，盖上盖子，用小火煮约20分钟至米粒熟透。

4. 加入大枣泥，搅拌匀，续煮片刻至沸腾，关火后盛在碗中即成。

增强脑功能
防止老年痴呆

鲑鱼香蕉粥

🍄 原料 *Ingredients*

鲑鱼   60 克   水发大米   100 克
去皮香蕉   60 克

📥 调料 *Seasonings*

无

👨‍🍳 做法 *Directions*

1. 香蕉切丁,洗净的鲑鱼切丁。
2. 取出榨汁机,将泡好的大米放入干磨杯中,磨约 1 分钟至大米粉碎,倒出待用。
3. 砂锅注水,倒米碎搅匀,用大火煮开后转小火续煮 30 分钟至米碎熟软。
4. 放入切好的香蕉丁、鲑鱼丁,搅匀,煮约 3 分钟至食材熟软。
5. 关火后盛出煮好的粥,装碗即可。

🥄 养生功效

鲑鱼含有丰富的不饱和脂肪酸,能有效降低血脂和血胆固醇,可防治心血管疾病,有增强脑功能、防止老年痴呆和预防视力减退的功效。

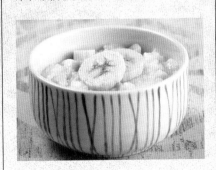

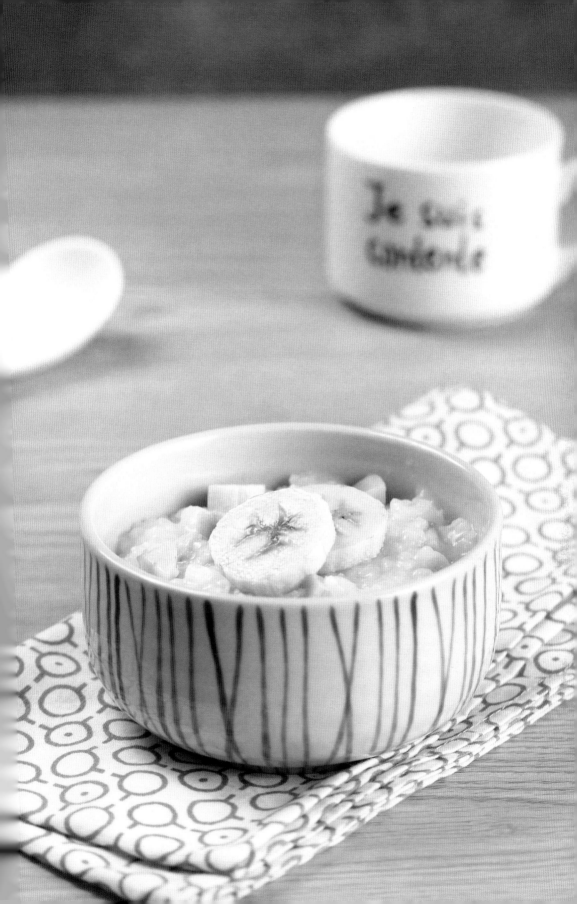

扩张血管
促进血液流通

山药黑豆粥

🍄 原料 *Ingredients*

小米	70克	水发薏米	45克
山药	90克	葱花	少许
水发黑豆	80克		

🧂 调料 *Seasonings*

盐	2克

👨‍🍳 做法 *Directions*

1. 将洗净去皮的山药切丁。
2. 锅中注入清水烧开，倒入黑豆、薏米、小米，拌匀，煮30分钟。
3. 放入山药，拌匀，续煮15分钟，至全部食材熟透。
4. 放入盐，将煮好的粥盛入碗中，放上葱花即可。

养生功效

黑豆性味甘平，具有高蛋白、低热量的特性，其所含的钙、镁等矿物质能缓解内脏平滑肌的紧张，有扩张血管、促进血液流通的作用。

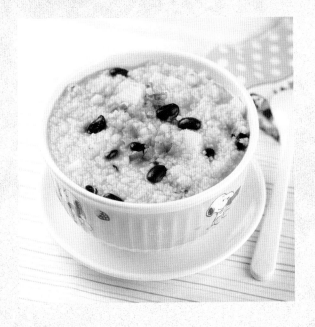

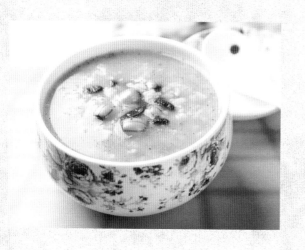

枣仁莲子粥

缓解疲劳
养生药膳

🍄 原料 *Ingredients*

酸枣仁粉	6 克
枸杞	10 克
莲子	20 克
大米	200 克

🧂 调料 *Seasonings*

无

🍳 做法 *Directions*

1. 砂锅中注入适量清水，用大火烧开，倒入洗净的大米，搅匀，盖上盖，烧开后转小火煮 20 分钟。

2. 倒入备好的莲子、枸杞、酸枣仁粉。

3. 盖上盖，续煮 40 分钟至食材熟透。

4. 搅拌均匀，关火后将煮好的粥盛出，再装入碗中即可。

养生功效

莲子含有蛋白质、维生素 C、生物碱、钙、磷、钾等营养成分，具有补脾止泻、养心安神、益肾固精等功效。莲子心有苦味，煮粥时要注意使用去心的莲子。

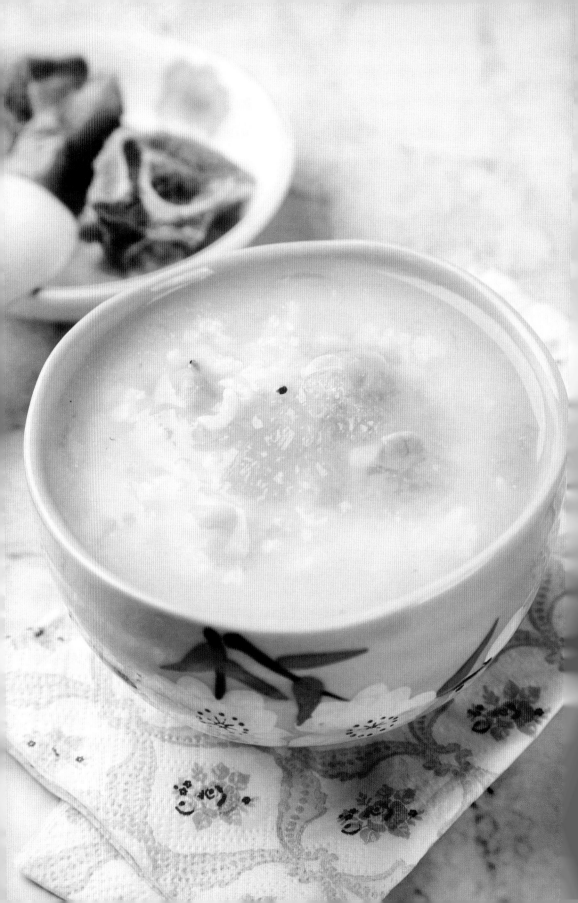

咸鲜爽滑
滋养保健

燕窝鲜贝粥

🍄原料 *Ingredients*

水发干贝	30 克
猪骨块	80 克
水发大米	120 克
姜汁	20 毫升
水发燕窝	少许

🧂调料 *Seasonings*

料酒	少许
盐、胡椒粉	2 克

🥄养生功效

燕窝味甘咸，性平，主要用于养阴润燥，益气补中。猪骨含有蛋白质、维生素、磷酸钙、骨胶原、骨黏蛋白等营养成分，具有补脾气、润肠胃、生津液、养血健骨等功效。

🍳做法 *Directions*

1. 锅中注水烧开，倒入少许料酒和猪骨块，氽约 1 分钟去血水，捞出猪骨沥干待用。

2. 砂锅中注入适量清水烧开，倒入洗净的大米，放入猪骨、干贝、姜汁。

3. 盖上盖，烧开后用小火煮约 40 分钟。

4. 揭开盖，加入少许盐、胡椒粉，倒入泡发好的燕窝，搅拌均匀，用大火略煮片刻，盛入碗中即可。

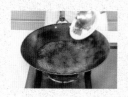
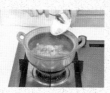
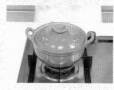
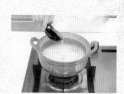

五色粥

促进消化
健脾养颜

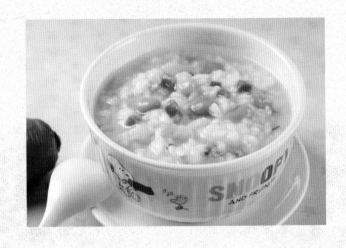

🍄 原料 *Ingredients*

玉米粒	50 克	胡萝卜	40 克
青豆	65 克	水发大米	100 克
鲜香菇	20 克		

🧂 调料 *Seasonings*

冰糖	35 克

👨‍🍳 做法 *Directions*

1. 将洗净的胡萝卜切成粒；洗好的香菇切成粒。

2. 汤锅中注入适量清水，用大火烧开，倒入大米，拌匀，盖上盖，用小火煮 20 分钟至大米熟软。

3. 倒入香菇、胡萝卜、玉米、青豆、拌匀，盖上盖，用小火煮 20 分钟，至食材全部熟透。

4. 放入冰糖，搅拌匀，煮至冰糖完全溶化，盛入碗中即可。

养生功效

胡萝卜含有丰富的胡萝卜素、糖类、钙、植物纤维等营养物质，可加强肠道的蠕动，具有促进消化的作用，可以保护宝宝的呼吸道免受感染，还帮助消化。

美白养肤
益智健骨

牛奶面包粥

🍄原料 *Ingredients*

面包　　　　55克
牛奶　　　120毫升

🗂调料 *Seasonings*

无

🥄养生功效

牛奶含有蛋白质、乳糖、钙、磷、铁、锌、铜、锰、钼等营养成分，具有补钙、促进智力发育、强健骨骼等功效，常喝牛奶能美白并能预防动脉硬化。

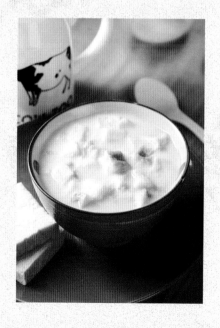

🍲做法 *Directions*

1. 面包切细条形，再切成丁，备用。
2. 砂锅中注入适量清水烧开，倒入备好的牛奶。
3. 煮沸后倒入面包丁，搅拌匀，煮至变软。
4. 关火后盛出煮好的面包粥即可。

润肠燥
利水健脾

芝麻核桃薏米粥

🍄 原料 *Ingredients*

水发大米	110 克	核桃仁	30 克
白芝麻	15 克	水发薏米	40 克

🧂 调料 *Seasonings*

无

🍳 做法 *Directions*

1. 洗净的核桃仁切成碎丁，备用。
2. 砂锅中注水烧开，倒入洗好的大米，加入核桃仁、薏米、白芝麻，搅拌匀。
3. 用中火煮约 35 分钟至食材熟软，揭盖，持续搅拌一会儿。
4. 将煮好的粥盛出，装入碗中即可。

🥄 养生功效

芝麻味甘，性平，能补肝肾，益精血，润肠燥。薏米性凉，味甘、淡，具有利水健脾、清热排脓的功效。

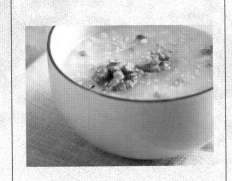

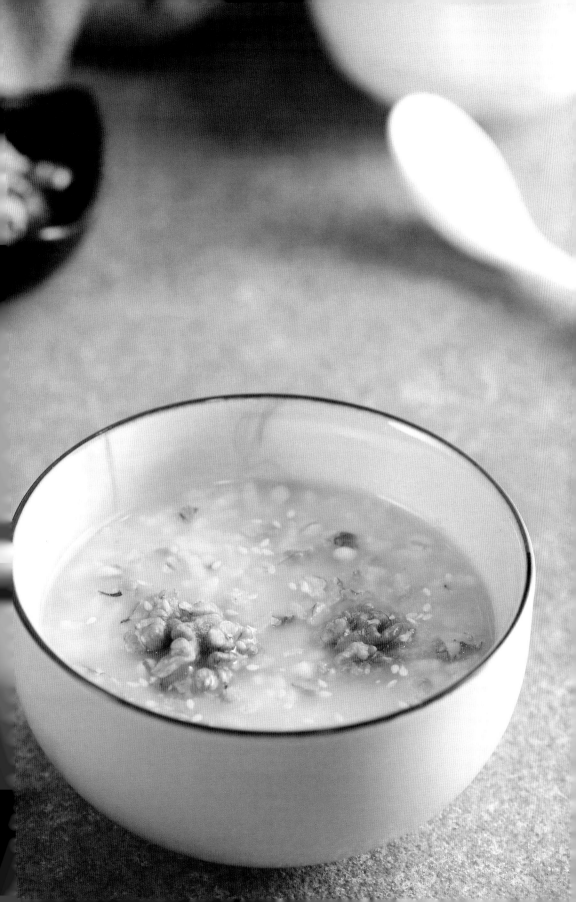

增强免疫力
预防炎症

香菇皮蛋粥

🍄 原料 *Ingredients*

皮蛋	1个	水发大米	80克	盐	2克
香菇	20克	姜片	适量	鸡粉	2克
胡萝卜	60克	葱花	适量		

🍶 调料 *Seasonings*

👨‍🍳 做法 *Directions*

1. 洗好的香菇切成丁；洗净去皮的胡萝卜切丁；皮蛋剥去蛋壳，切成小块，备用。

2. 砂锅中注入适量清水烧开，倒入大米、胡萝卜、香菇，搅匀，盖上锅盖，烧开后用小火煮约 20 分钟。

3. 倒入皮蛋、姜片，搅拌均匀，盖上锅盖，用中小火煮约 10 分钟至食材熟透。

4. 加入盐、鸡粉，搅匀调味，盛出煮好的皮蛋粥，装入碗中，撒上葱花即可。

养生功效

香菇含有糖类、B 族维生素、叶酸、膳食纤维、铁、钾等营养成分，具有增强免疫力、保护肝脏、降血压等功效，经常食用可以预防佝偻病及各种黏膜、皮肤的炎症。

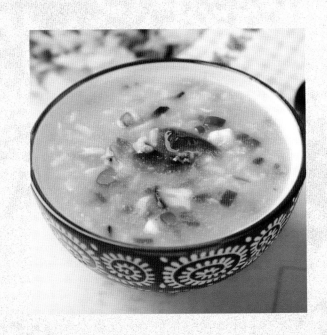

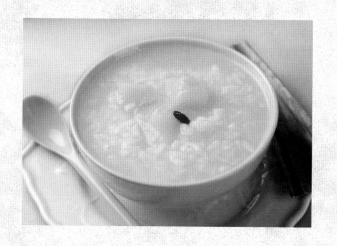

芦荟雪梨粥

清心润肺
醒酒解毒

🍲原料 *Ingredients*

芦荟	30 克
雪梨	170 克
水发大米	180 克

🍲调料 *Seasonings*

白糖	适量

🍲做法 *Directions*

1. 将洗净的雪梨切开，去核、去皮，把果肉切小块；洗好的芦荟去皮取果肉，再切小段，备用。

2. 砂锅中注入适量清水烧热，倒入洗净的大米，搅拌匀，盖上盖，烧开后用小火煮约 30 分钟。

3. 揭盖，倒入切好的芦荟，放入雪梨块，拌匀，再盖上盖，用小火续煮约 15 分钟，至食材熟透。

4. 加入少许白糖，拌匀，用中火煮至白糖溶化，将粥装入碗中即成。

养生功效

雪梨含有苹果酸、柠檬酸、B 族维生素、维生素 C、胡萝卜素等营养成分，具有清心润肺、止咳润燥、醒酒解毒等功效。芦荟味苦，性微寒，有清肝热、通便的功效，可用于治疗便秘、小儿惊风等症。

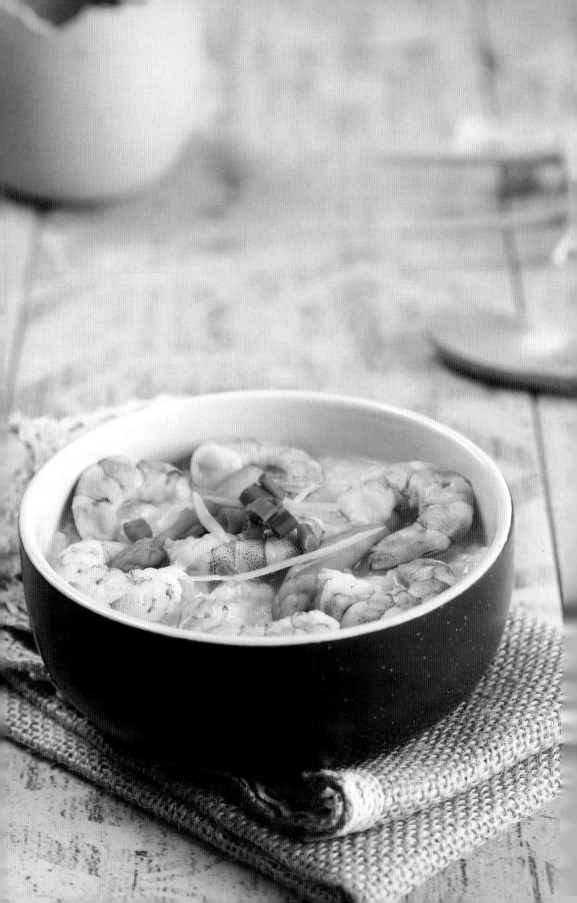

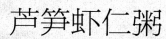

芦笋虾仁粥

🍄原料 *Ingredients*

水发大米	100 克
芦笋	85 克
虾仁	70 克
姜丝	少许
葱花	少许

🧂调料 *Seasonings*

盐	3 克
鸡粉	2 克
胡椒粉	适量
芝麻油	适量
水淀粉	适量

🥄养生功效

芦笋具有调节机体代谢、增强身体免疫
力的功效，在对高血压、心脏病、白血病、
水肿等疾病的预防和治疗中，具有很强
的抑制作用和药理效应。

👨‍🍳做法 *Directions*

1. 将芦笋切段，虾仁去除虾线，放入少许盐、鸡粉、水淀粉，拌匀，腌渍约 10 分钟。

2. 砂锅中注水烧开，倒入大米搅匀，煮沸后用小火煮 30 分钟至变软。

3. 倒入姜丝、腌渍好的虾仁搅匀，略煮至虾身弯曲，再放入芦笋拌匀。

4. 用大火煮至食材熟透，加盐、鸡粉、胡椒粉、少许芝麻油拌匀，续煮片刻，关
火后撒上葱花即成。

瘦身排毒
益气补血

紫薯桂圆小米粥

🍄 原料 *Ingredients*

桂圆肉	30克	水发小米	150克	无
紫薯	200克			

🏺 调料 *Seasonings*

无

👨‍🍳 做法 *Directions*

1. 将洗好去皮的紫薯切成丁，备用。

2. 砂锅中注入适量清水烧开，倒入小米、桂圆肉，拌匀，盖上盖，用小火煮约30分钟。

3. 放入切好的紫薯，拌匀，盖上盖，继续用小火煮20分钟至食材熟透。

4. 揭开锅盖，轻轻搅拌一会儿，盛入碗中即可。

养生功效

紫薯具有防癌抗癌、增强免疫力、瘦身排毒的作用。桂圆性平温，能补心脾、益气血、健脾胃，适用于思虑伤脾、头昏失眠、病后或产后体虚的患者。

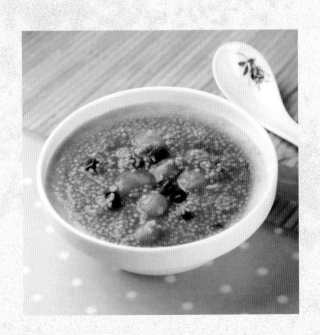

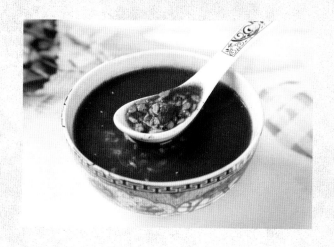

黑芝麻燕麦粥

益肝和胃
养颜护肤

🍄 原料 *Ingredients*

燕麦片	100 克
黑芝麻粉	30 克
枸杞	少许

🍶 调料 *Seasonings*

白糖	少许

🍳 做法 *Directions*

1. 砂锅中注入适量清水烧热，倒入备好的燕麦片、黑芝麻粉、枸杞，拌匀。

2. 盖上盖，烧开后用小火煮约 30 分钟至熟。

3. 揭开盖，倒入白糖，拌匀，煮至溶化。

4. 关火后盛出煮好的燕麦粥即可。

养生功效

燕麦含有维生素 B₁、纤维素、镁、磷、钾、铁、铜等营养成分，具有益肝和胃、降血压、养颜护肤等功效。

牛肉萝卜粥

益肝明目
增强免疫力

原料 *Ingredients*

牛肉	75克	水发大米	95克
胡萝卜	70克	葱花	少许
白萝卜	120克	姜片	少许

调料 *Seasonings*

盐	2克
鸡粉	2克

做法 *Directions*

1. 洗净去皮的胡萝卜、白萝卜分别切丁；洗好的牛肉切小块，用刀轻轻剁几下。

2. 锅中注入清水烧开，倒入牛肉，汆去血水，捞出，沥干水分。

3. 锅中注入清水烧开，倒入牛肉、大米、胡萝卜、白萝卜、姜片，拌匀，煮约40分钟至食材熟软。

4. 加入盐、鸡粉，搅匀，盛出煮好的粥，装入碗中，撒上葱花即可。

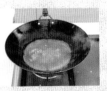
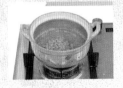
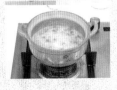

养生功效

胡萝卜含有蔗糖、葡萄糖、胡萝卜素、钾、钙、磷等营养成分，具有益肝明目、增强免疫力、保护视力、降血糖等功效，可治消化不良、久痢、咳嗽。

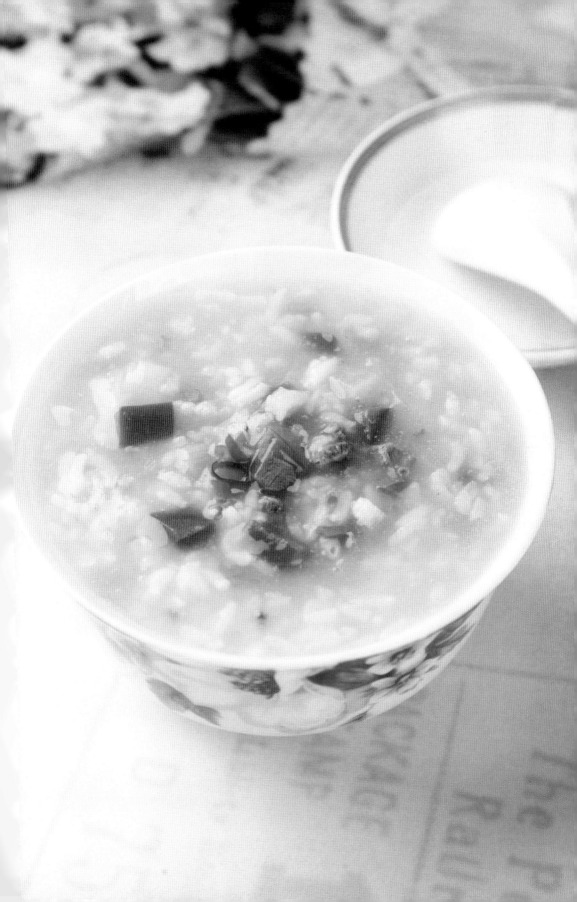

养阴润肺
清心安神

薏米绿豆百合粥

🍲 原料 *Ingredients*

水发薏米	80 克	鲜百合	45 克
水发绿豆	160 克		

🧂 调料 *Seasonings*

白糖	4 克

👨‍🍳 做法 *Directions*

1. 砂锅中注入适量清水烧热，倒入绿豆、薏米。

2. 盖上盖，烧开后用小火煮约 40 分钟，至食材熟透。

3. 揭开盖，倒入洗好的百合，拌匀，用中火煮至百合熟软。

4. 加入白糖，拌匀，煮至白糖溶化，关火后盛出煮好的粥即可。

养生功效

薏米含有蛋白质、糖类、膳食纤维、亚油酸、维生素 B_1 等成分，具有健脾、渗湿、止泻、排脓等功效。百合性微寒，味甘，具有养阴润肺、清心安神的功效。

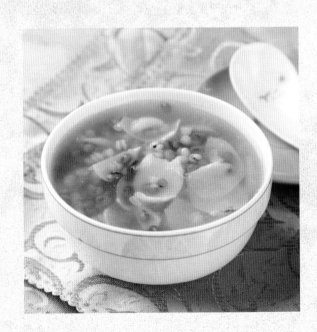

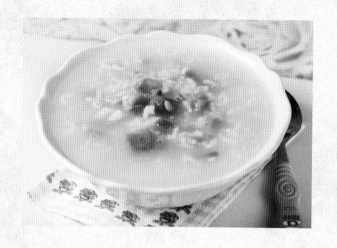

清热解毒
降脂护肝

西瓜绿豆粥

🍄 原料 *Ingredients*

水发大米	95克
水发绿豆	45克
西瓜肉	80克

🧂 调料 *Seasonings*

白糖	适量

👨‍🍳 做法 *Directions*

1. 西瓜肉切成小块。

2. 砂锅中注入适量清水烧开，倒入洗好的绿豆、大米，搅拌均匀，盖上盖，烧开后用小火煮约30分钟至食材熟透。

3. 揭盖，加入少许白糖，拌匀，煮至溶化。

4. 倒入西瓜块，快速搅拌均匀，关火后盛出煮好的粥，装入碗中即可。

养生功效

绿豆含有糖类、膳食纤维、维生素、钙、磷、铁等营养成分，具有清热解毒、消暑、增进食欲、降血脂、保肝护肾等功效，可用于暑热烦渴、疮毒肿痛等症。

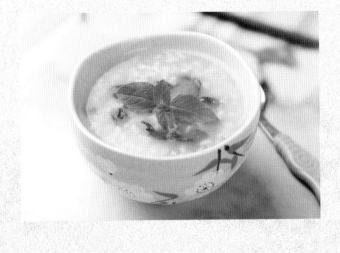

薄荷糙米粥

预防贫血
宣散风热

养生功效

糙米含有B族维生素、维生素E、钾、镁、锌、铁、锰等营养成分，具有增强免疫力、促进血液循环、预防贫血等功效。薄荷味辛，性凉，有宣散风热的功效，可用于风热感冒、头痛等症。

🍲原料 *Ingredients*

枸杞	15克
鲜薄荷叶	少许
水发糙米	150克

🧂调料 *Seasonings*

冰糖	25克

👨‍🍳做法 *Directions*

1. 砂锅中注入清水烧热，倒入洗净的糙米，搅散。
2. 盖上盖，烧开后转小火煮约40分钟，至食材熟软。
3. 揭盖，倒入洗净的薄荷叶，搅匀，略煮一会儿。
4. 撒上枸杞，煮约2分钟至食材熟透，加入冰糖，拌匀，煮至溶化，盛出煮好的糙米粥，装碗中即可。

清热降火
润燥通便

猕猴桃薏米粥

🍄原料 *Ingredients*

猕猴桃　　　　　40克
水发薏米　　　　220克

🧂调料 *Seasonings*

冰糖　　　　　　适量

🥄 **养生功效**

猕猴桃性味甘酸寒，含有膳食纤维、多种维生素、氨基酸和微量元素，具有清热降火、增强免疫力、润燥通便等功效。

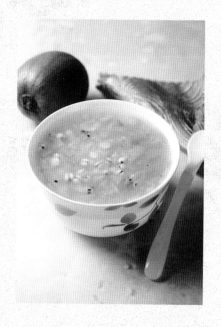

👨‍🍳做法 *Directions*

1. 洗净的猕猴桃切去头尾，削去果皮，切开，去除硬芯，切成片，再切成碎末。

2. 砂锅注水烧开，倒入洗净的薏米，拌匀。

3. 盖上锅盖，煮开后用小火煮1小时至薏米熟软。

4. 揭开锅盖，倒入猕猴桃末，加入冰糖，拌匀，煮2分钟至冰糖完全溶化，盛出煮好的粥，装入碗中即可。

降压安眠
滋补珍品

双米银耳粥

🍲 原料 *Ingredients*

水发小米	120 克	水发银耳	100 克
水发大米	130 克		

🧂 调料 *Seasonings*

无

👨‍🍳 做法 *Directions*

1. 洗好的银耳切去黄色根部，再切成小块，备用。
2. 砂锅中注入适量清水烧开，倒入洗净的大米、小米，搅匀。
3. 放入切好的银耳，继续搅拌匀。
4. 盖上盖，烧开后用小火煮 30 分钟，至食材熟透，装入碗中即可。

养生功效

小米含有蛋白质、B 族维生素、胡萝卜素、膳食纤维及钙、铁、磷等营养成分，有抑制血管收缩、降低血压、镇静安眠的作用，有利于缓解失眠、高血压等症状。

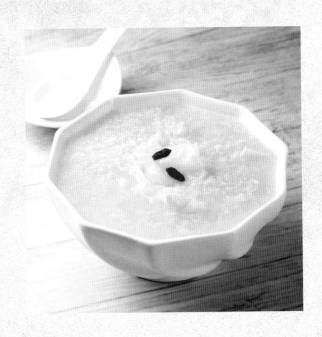

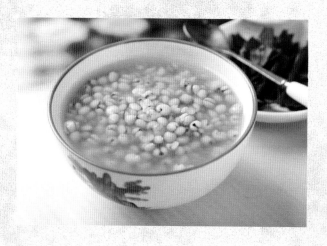

荷叶藿香薏米粥

美容养颜
清热利湿

🍄 原料 *Ingredients*

荷叶碎	5克
藿香	10克
水发薏米	250克

🧂 调料 *Seasonings*

无

👨‍🍳 做法 *Directions*

1. 砂锅中注入清水烧热，倒入备好的荷叶、藿香。

2. 煮30分钟至药材析出有效成分，将药材捞干净。

3. 倒入洗好的薏米，拌匀。

4. 续煮1小时至其熟透,拌匀,将煮好的薏米粥盛出，装入碗中即可。

养生功效

薏米含有膳食纤维、糖类、蛋白质、B族维生素、钙、铁、磷等营养成分，具有美容养颜、促进新陈代谢、清热利湿等功效。

健脾益气
延年益寿

芡实山药粥

🍲 原料 *Ingredients*

芡实	45克	水发莲子	40克		
山药	50克	干百合	35克		
水发大米	150克				

🧂 调料 *Seasonings*

冰糖	30克

👨‍🍳 做法 *Directions*

1. 砂锅中注入清水烧开，放入洗净的山药、芡实、莲子、干百合。
2. 倒入洗好的大米，轻轻搅匀，使米粒散开。
3. 盖上盖，煮沸后用小火煮约40分钟，至米粒熟透。
4. 加入冰糖，略煮片刻，至冰糖溶化，盛出煮好的粥，装入碗中即成。

养生功效

山药具有健脾、补肺、益胃补肾、固肾益精、助五脏、强筋骨、长志安神、延年益寿的功效，对脾胃虚弱、食欲不振、肺气虚燥、消渴尿频等病症有食疗作用。

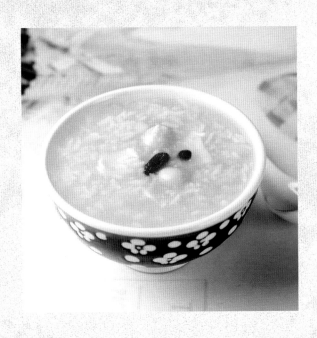

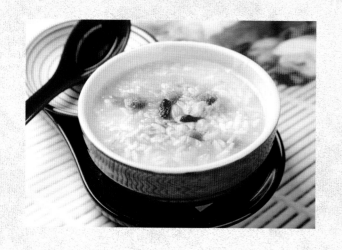

菊花粥
养胃补肾
——
感冒食疗

🍄 原料 *Ingredients*

菊花	7 克
大米	200 克

🧂 调料 *Seasonings*

无

👨‍🍳 做法 *Directions*

1. 砂锅中注入清水烧热，倒入洗净的大米，搅匀。
2. 盖上锅盖，烧开后转小火煮 40 分钟。
3. 揭开锅盖，倒入菊花。
4. 略煮一会儿，拌匀，将煮好的粥盛入碗中即可。

养生功效

大米含有淀粉及多种氨基酸，具有养胃补肾、开胃消食等功效；菊花能疏风、清热、明目、解毒。二者煮粥，对风热、感冒、咳嗽者有很好的食疗作用。

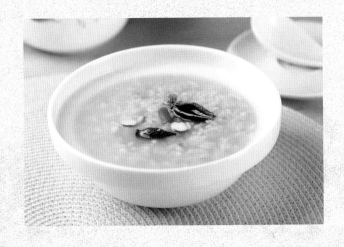

金樱子芡实粥

益肾固精
补脾止泻

养生功效

金樱子含维生素C、苹果酸、枸橼酸、鞣质、皂苷等成分，有利尿、补肾的作用，能缓解肾虚腰痛、水肿、遗精、带下过多等症。芡实性味甘、涩、性平，有益肾固精、补脾止泻、祛湿止带的功效。

🍄 原料 *Ingredients*

金樱子	8克
芡实	20克
水发大米	180克

🧂 调料 *Seasonings*

盐	2克

👨‍🍳 做法 *Directions*

1. 砂锅中注入清水烧开，倒入洗净的金樱子、芡实。
2. 放入洗净、浸泡好的大米，搅拌匀。
3. 盖上盖，用小火煮1小时，至食材熟透。
4. 揭开盖子，加入盐，拌匀，将煮好的粥盛出，装入碗中即可。

延缓衰老
强筋健骨

山药乌鸡粥

🍄 原料 *Ingredients*

山药	65克
水发大米	145克
乌鸡块	200克
姜片、葱花	少许

🧂 调料 *Seasonings*

盐、鸡粉	各2克
料酒	4毫升

✓ 养生功效

乌鸡含有蛋白质、黑色素、B族维生素、维生素E、磷、铁、钾等营养成分，具有增强免疫力、延缓衰老、强筋健骨等功效。

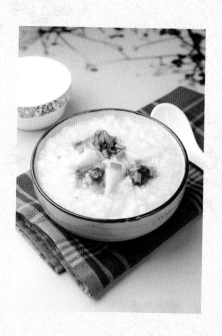

🍲 做法 *Directions*

1. 将去皮洗净的山药切成滚刀块。

2. 锅中注水烧开，倒入洗净的乌鸡块，淋入料酒，煮约1分钟，余去血水，捞出。

3. 砂锅中注水烧热，倒入乌鸡块、大米、姜片，搅拌均匀，盖上盖，烧开后用小火煮约25分钟，至米粒熟软。

4. 倒入切好的山药，搅拌匀，盖上盖，用小火续煮约20分钟，加入少许盐、鸡粉，拌匀调味，装入碗中，撒上葱花即可。

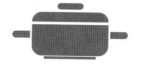

第五章
开启一天活力的营养豆浆

　　豆浆有着丰富的食疗作用，其性平且无毒，对身体虚弱、营养不良的人群来说，有显著的补虚清热之疗效；再者饮用豆浆没有旺季与淡季之分，一年四季都可饮用，其中营养极为丰富。所以，人们对豆浆日益喜爱，豆浆也逐渐成为人们早餐中十分重要的组成部分，尤其受到上班一族的欢迎。本章为您精选的豆浆，食材搭配与制作方法多样，让您的保健豆浆拥有千变万化的味道。

润肺化痰
降压止血

醇香五味豆浆

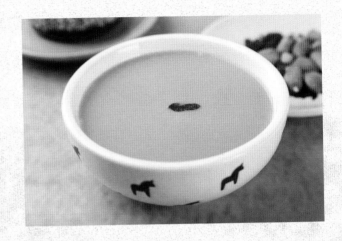

养生功效

花生具有健脾和
胃、润肺化痰、清
喉补气、理气化
痰、通乳、利肾去
水、降压止血的功
效。各种食材都应
提前浸泡好，这样
打出的豆浆口感
更佳。

🍄 原料 *Ingredients*

枸杞	15克	花生米	25克
黑芝麻	15克	杏仁	20克
水发黄豆	50克		

🧂 调料 *Seasonings*

无

🍳 做法 *Directions*

1. 将黑芝麻、花生米、杏仁、枸杞倒入豆浆机中，放入已浸泡8小时的黄豆。
2. 注水至水位线即可。
3. 选择"五谷"程序，待豆浆机运转约15分钟，即成豆浆。
4. 把煮好的豆浆倒入滤网，滤取豆浆。
5. 将豆浆倒入碗中，用汤匙捞去浮沫，待稍微放凉后即可饮用。

补肝润脏
润肠通乳

核桃黑芝麻豆浆

第五章　开启一天活力的营养豆浆

🍄 原料 *Ingredients*

黑芝麻	15 克
核桃仁	15 克
水发黄豆	50 克

🛍 调料 *Seasonings*

白糖	10 克

🥄 养生功效

黑芝麻有补肝益肾、强身的作用，并有润燥滑肠、通乳的作用。用生芝麻打出来的豆浆略有一点儿苦味，可先将黑芝麻炒熟后再使用。

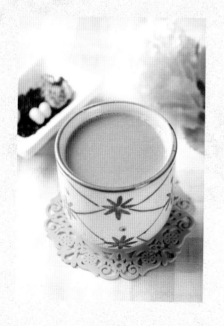

🍲 做法 *Directions*

1. 将黄豆洗净。

2. 倒入滤网，沥干水分。

3. 把黄豆、黑芝麻、核桃仁倒入豆浆机中，注水至水位线即可。

4. 选择"五谷"程序，待豆浆机运转约 15 分钟，即成豆浆。

5. 把豆浆倒入滤网，滤取豆浆，倒入杯中，加入白糖，搅拌均匀，用汤匙捞去浮沫即可。

153

补脾养胃
生津益肺

山药枸杞豆浆

原料 *Ingredients*

枸杞	15克	山药	45克
水发黄豆	60克		

调料 *Seasonings*

无

做法 *Directions*

1. 洗净的山药去皮，切片，再切成小块。
2. 将黄豆洗净，倒入滤网，沥干水分。
3. 把黄豆倒入豆浆机中，放入枸杞、山药，注水至水位线。
4. 选择"五谷"程序，待豆浆机运转约15分钟，即成豆浆。
5. 滤取豆浆，倒入杯中，用汤匙撇去浮沫即可。

养生功效

山药是虚弱、疲劳或病愈者恢复体力的最佳食品，不但可以抗癌，对于癌症患者治疗后的调理也极具疗效。枸杞可用温水泡发后再打浆，这样更易发挥其功效。

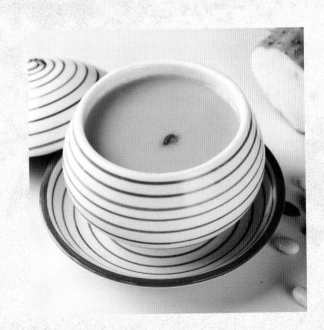

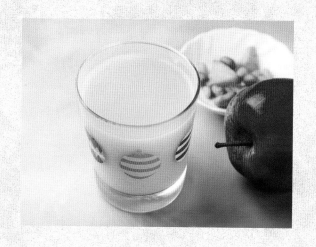

苹果花生豆浆

生津止渴
养心润肺

🍄 原料 *Ingredients*

花生米	20 克
苹果	70 克
水发黄豆	45 克

🍶 调料 *Seasonings*

无

👨‍🍳 做法 *Directions*

1. 洗净去核的苹果切小块,将浸泡 8 小时的黄豆倒入碗中,放入花生米。
2. 将洗好的原料倒入滤网,沥干,倒入豆浆机中,放入苹果块。
3. 注水,选择"五谷"程序,运转约 15 分钟,即成豆浆。
4. 把煮好的豆浆倒入滤网,滤取豆浆倒入杯中即可。

养生功效

苹果有生津止渴、养心润肺、健脾益胃等功效。花生米的红衣营养价值较高,具有止血、散瘀、消肿的功效,适用于血友病、类血友病、原发性及继发性血小板减少性紫癜、肝病出血症等。

抑制胆固醇
保护人体器官黏膜

红薯芝麻豆浆

🍄 原料 *Ingredients*

红薯块	30克	黑芝麻	5克
水发黄豆	40克		

🧂 调料 *Seasonings*

白糖	适量

🍳 做法 *Directions*

1. 将已浸泡8小时的黄豆洗干净。
2. 倒入滤网，沥干水分。
3. 将黄豆、黑芝麻、红薯倒入豆浆机中，注入水至水位线。
4. 选择"五谷"程序，待豆浆机运转约15分钟，即成豆浆。
5. 把豆浆倒入滤网，滤取豆浆，倒入杯中，加入白糖，搅拌至其溶化。

养生功效

红薯可保护人体器官黏膜，抑制胆固醇的沉积，保持血管弹性；芝麻可提供人体所需的维生素E、B族维生素。这款豆浆能保持血管弹性，对血脂异常的症状有一定的改善。

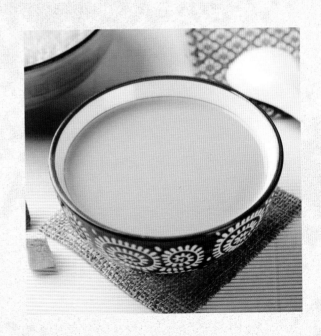

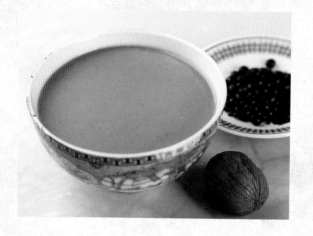

黑豆核桃芝麻豆浆

补肾温肺
健脑益智

🍄 原料 *Ingredients*

核桃仁	20 克
黑芝麻	25 克
水发黑豆	50 克

🧂 调料 *Seasonings*

无

🍄 做法 *Directions*

1. 把洗好的黑芝麻、核桃仁倒入豆浆机中，倒入已浸泡 8 小时的黑豆。

2. 注水至水位线即可。

3. 选择"五谷"程序，再选择"开始"键。

4. 待豆浆机运转约 15 分钟，即成豆浆。

5. 把煮好的豆浆倒入滤网，滤取豆浆，倒入碗中，捞去浮沫，待稍微放凉后即可饮用。

养生功效

核桃仁味甘，性温，含有丰富的磷脂和赖氨酸，具有补充脑部营养、增强记忆力、补肾、温肺、润肠的功效，适合长期从事脑力劳动或体力劳动者食用。去掉核桃仁的黄色外皮后再打浆，可使豆浆的口感和色泽更佳。

滋阴养血
调养虚寒体质

燕麦小米豆浆

🍄 原料 *Ingredients*

燕麦	30 克	水发黄豆	50 克
小米	30 克		

📦 调料 *Seasonings*

无

🍄 做法 *Directions*

1. 将黄豆、小米、燕麦，搓洗干净，滤干水分。

2. 把洗好的原料倒入豆浆机中，注入适量清水。

3. 盖上豆浆机机头，启动豆浆机，待豆浆机运转约 20 分钟，即成豆浆。

4. 把煮好的豆浆倒入滤网，滤取豆浆倒入碗中，用汤匙撇去浮沫即可。

🥄 养生功效

小米性微寒，味甘，滋阴养血，可以有效调养产妇的虚寒体质，帮助其恢复体力。小米多以粥入食，常被称为"代参汤"。

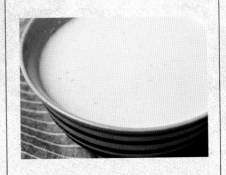

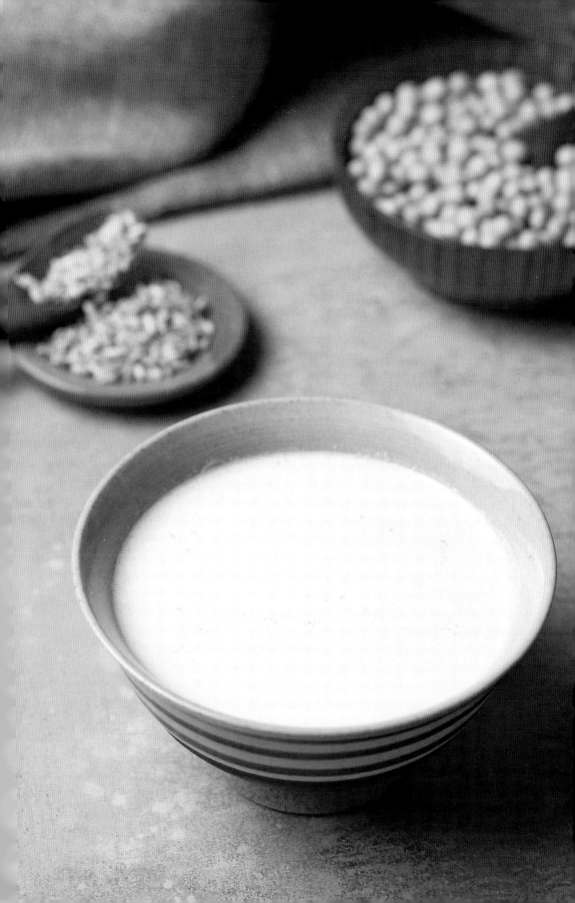

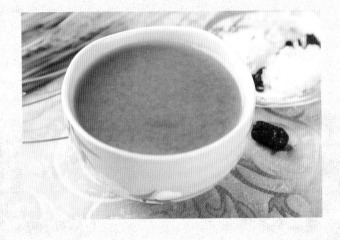

银耳红豆大枣豆浆

解毒护肝
增强免疫力

养生功效

银耳能提高肝脏解毒能力，保护肝脏功能，它不但能增强机体抗肿瘤的免疫能力，还能增强肿瘤患者对放疗、化疗的耐受力。银耳根部的杂质较多，最好将其切除。

🍄 原料 *Ingredients*

大枣	8 克
水发银耳	45 克
水发红豆	50 克

🧂 调料 *Seasonings*

白糖	少许

👨‍🍳 做法 *Directions*

1. 洗净的银耳切块；洗好的大枣去核，切块。

2. 将浸泡 6 小时的红豆洗净，倒入滤网，沥干。

3. 将沥干的红豆倒入豆浆机中，随后放入大枣、银耳，加入白糖，注水至水位线。

4. 选择"五谷"程序，待豆浆机运转约 15 分钟，即成豆浆。

5. 把煮好的豆浆倒入滤网，滤取豆浆，倒入杯中即可。

降压减脂
强身健体

紫薯南瓜豆浆

🍄 原料 *Ingredients*

南瓜	20 克
紫薯	30 克
水发黄豆	50 克

🧂 调料 *Seasonings*

无

🥄 养生功效

南瓜含有较丰富的维生素 A、B 族维生素、维生素 C，南瓜中维生素 A 的含量几乎为瓜菜之首。紫薯本身带有甜味，因此可不放糖米调味。每天吃紫薯可降压减肥，其作用与燕麦相当，而且不会导致发胖。

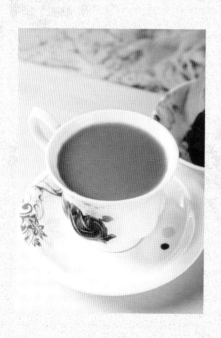

🍲 做法 *Directions*

1. 洗净去皮的南瓜切丁。

2. 洗好的紫薯切丁。

3. 将已浸泡 8 小时的黄豆搓洗干净，倒入滤网，沥干水分。

4. 将黄豆、紫薯、南瓜倒入豆浆机中，注水，盖上豆浆机机头，选择"开始"键，运转约 15 分钟，即成豆浆。

5. 把煮好的豆浆倒入滤网，滤取豆浆，倒入碗中即可。

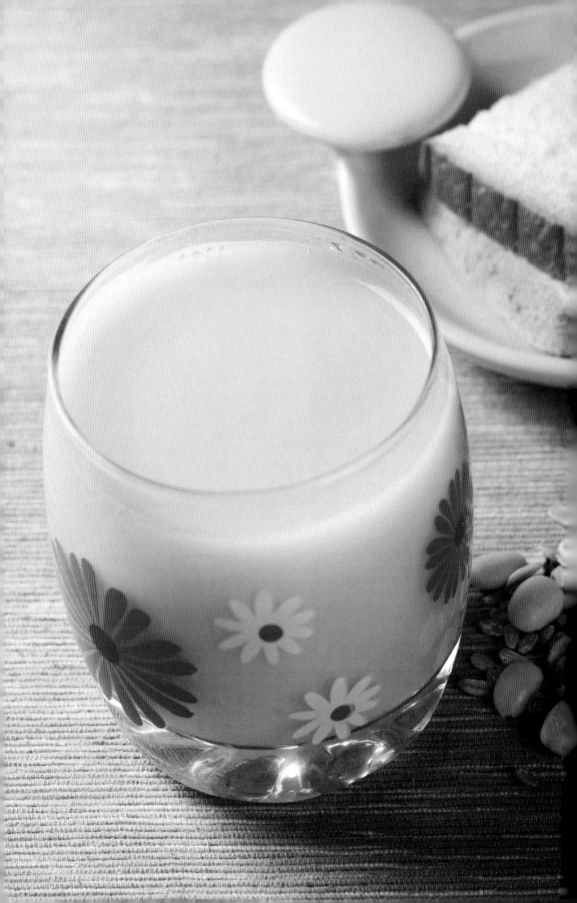

补益脾肾
润肠止汗

燕麦糙米豆浆

🍄原料 *Ingredients*

糙米	5克
燕麦	10克
水发黄豆	40克

🧂调料 *Seasonings*

无

🥄养生功效

燕麦以浅土褐色、外观完整、散发清淡香味者为佳，有补益脾肾、润肠止汗、止血的作用。黄豆可用温水浸泡，这样能缩短浸泡的时间。

👨‍🍳做法 *Directions*

1. 将已浸泡8小时的黄豆倒入碗中，加入糙米，注水洗净。

2. 倒入滤网，沥干水分。

3. 将洗好的黄豆、糙米、燕麦倒入豆浆机中，注水至水位线即可。

4. 选择"五谷"程序，待豆浆机运转约20分钟，即成豆浆。

5. 将豆浆机断电，取下机头，把煮好的豆浆倒入滤网，滤取豆浆即可。

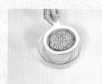
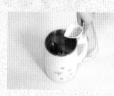
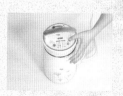

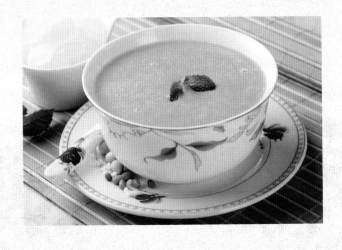

薄荷大米二豆浆

清热消暑
明目降压

养生功效

绿豆含蛋白质、糖类、膳食纤维、钙、铁、维生素 B_1 和维生素 B_2 等。绿豆具有清热消暑、利尿消肿、润喉止咳及明目降压之功效。此豆浆最好多放些水，以免过于浓稠。

🍄 原料 *Ingredients*

| 水发黄豆 | 60 克 | 新鲜薄荷叶 | 适量 |
| 水发绿豆 | 50 克 | 水发大米 | 20 克 |

🧂 调料 *Seasonings*

| 冰糖 | 120 克 |

🍴 做法 *Directions*

1. 将绿豆、黄豆、大米洗干净。
2. 把洗好的食材倒入滤网，沥干水分。
3. 将薄荷叶、冰糖放入豆浆机中，倒入洗好的食材，注水至水位线。
4. 选择"五谷"程序，待豆浆机运转约 20 分钟，即成豆浆。
5. 把豆浆倒入滤网，用汤匙搅拌，滤取豆浆，倒入碗中即可饮用。

和中下气
利便解毒

黑米豌豆豆浆

🥄原料 *Ingredients*

黑米	10 克
豌豆	10 克
水发黄豆	40 克

🧂调料 *Seasonings*

无

🥄养生功效

豌豆味甘、性平,具有和中下气、利小便、解疮毒的功效。黑米豌豆豆浆是子宫脱垂等中气不足症状的食疗佳品。豌豆剥好后应立即使用,以免影响口感。

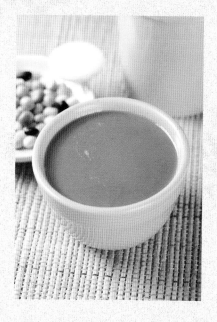

🍲做法 *Directions*

1. 将浸泡 8 小时的黄豆和豌豆、黑米洗净。
2. 把洗好的食材倒入滤网,沥干水分。
3. 将洗净的食材倒入豆浆机中,注水至水位线。
4. 选择"五谷"程序,待豆浆机运转约 20 分钟,即成豆浆。
5. 把煮好的豆浆倒入滤网,滤取豆浆倒入杯中即可。

清胆养胃
解暑止渴

绿豆豆浆

🍄 原料 *Ingredients*

水发绿豆　　　　100克

🧂 调料 *Seasonings*

白糖　　　　　适量

👨‍🍳 做法 *Directions*

1. 将已浸泡3小时的绿豆倒入大碗中，加入适量清水，搓洗干净，滤干水分。

2. 把滤干的绿豆倒入豆浆机中，加入适量清水至水位线，盖上豆浆机机头，启动豆浆机。

3. 待豆浆机运转约15分钟，断电，取下机头，把煮好的豆浆倒入滤网，滤去豆渣。

4. 将滤好的豆浆倒入碗中，加入适量白糖，搅拌至其溶化即可。

🥄 养生功效

绿豆甘凉，具有清胆养胃、解暑止渴、利小便的作用，适宜湿热天气或中暑时，有烦躁闷乱、咽干口渴症状者食用，还具有抗菌抑菌的作用。

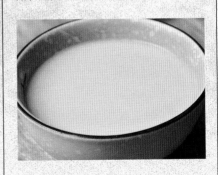

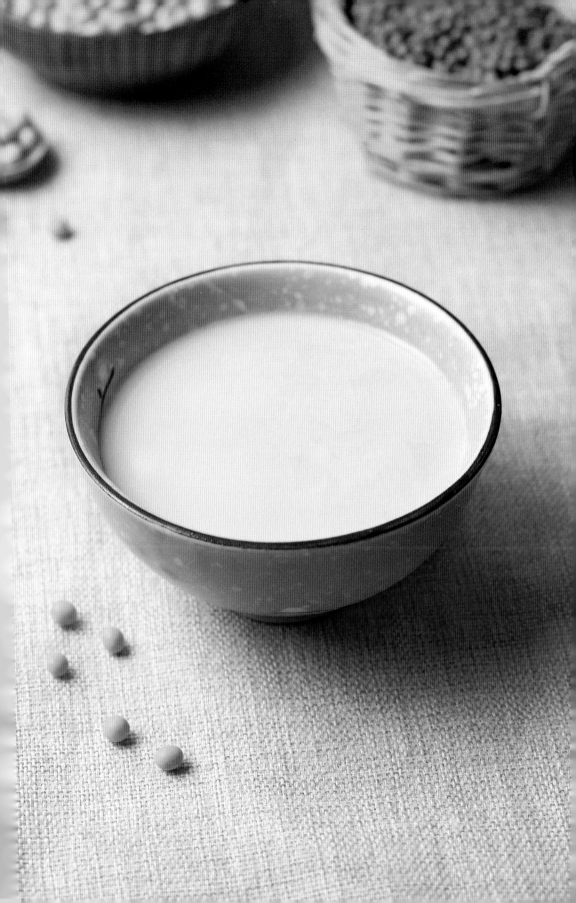

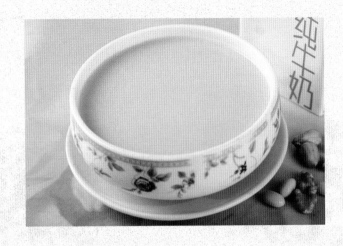

牛奶花生核桃豆浆

增强记忆力
提高细胞生长速度

养生功效

花生含有大量的糖类、维生素及20多种微量元素，能提高青少年记忆力。核桃仁中含有亚油酸和维生素E，能提高细胞的生长速度，减少皮肤病、动脉硬化、高血压、心脏病的发病率。

原料 Ingredients

核桃仁	8克	水发黄豆	50克
花生米	15克	牛奶	20毫升

调料 Seasonings

无

做法 Directions

1. 将已浸泡8小时的黄豆和花生米洗净。

2. 把洗好的原料倒入滤网，沥干水分。

3. 将花生米、黄豆、核桃仁、牛奶倒入豆浆机中，注水至水位线。

4. 选择"五谷"程序，待豆浆机运转约15分钟，即成豆浆。

5. 将豆浆机断电，取下机头，倒入滤网，滤取豆浆，倒入碗中即可。

祛痰止咳
平喘润肠

核桃杏仁豆浆

🍄 原料 *Ingredients*

核桃仁	25 克
杏仁	25 克
水发黄豆	80 克

🧂 调料 *Seasonings*

冰糖	20 克

🥄 养生功效

杏仁味甘、性温。有祛痰止咳、平喘、润肠的功效，可用来治疗外感咳嗽、喉痹、肠燥便秘等症状。

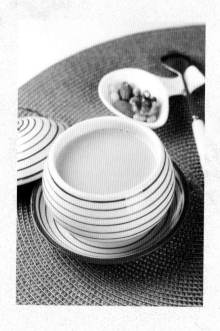

🍳 做法 *Directions*

1. 将洗好的食材放入滤网，沥干水分。

2. 把黄豆、核桃仁、杏仁、冰糖倒入豆浆机中，注水至水位线。

3. 选择"五谷"程序，待豆浆机运转约 15 分钟，即成豆浆。

4. 把豆浆倒入滤网，滤取豆浆，倒入碗中，待稍微放凉后即可。

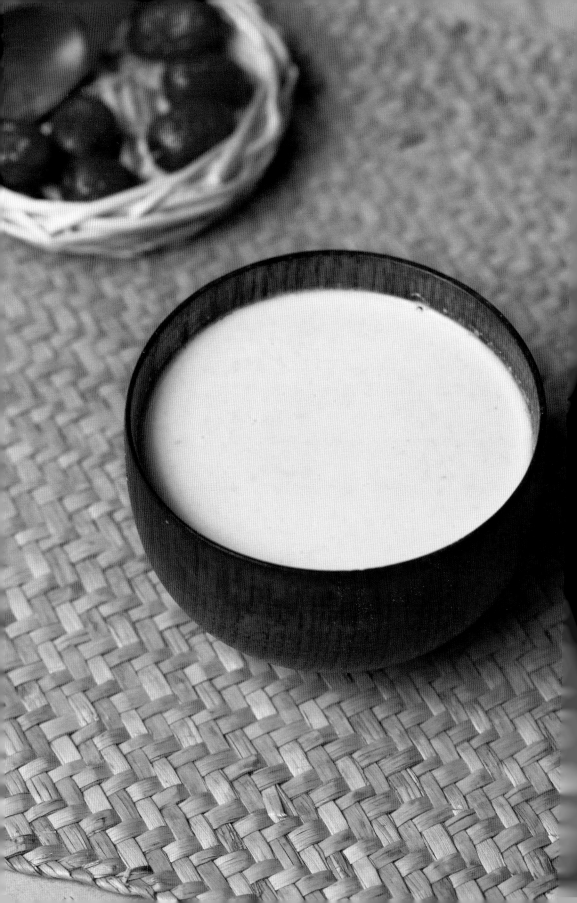

补脾益气
养血安神

花生大枣豆浆

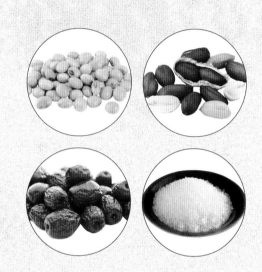

🍳原料 *Ingredients*

水发黄豆	100 克
水发花生米	120 克
大枣	20 克

🍲调料 *Seasonings*

白糖	少许

🍳做法 *Directions*

1. 洗净的大枣取果肉切小块。
2. 取豆浆机，倒入浸泡好的花生米、黄豆和大枣，撒上少许白糖，注水。
3. 选择"五谷"程序，再选择"开始"键，待其运转约 15 分钟。
4. 断电后取下机头，倒出煮好的豆浆，装入碗中即可。

🥄养生功效

大枣性微温，味甘，维生素含量非常高，有"天然维生素丸"的美誉，具有滋阴补阳、补血之功效。

降压安眠
滋补珍品

紫薯山药豆浆

原料 *Ingredients*

山药	20克	水发黄豆	50克
紫薯	15克		

调料 *Seasonings*

无

做法 *Directions*

1. 将洗净的山药、紫薯切块，备用。将已浸泡8小时的黄豆倒入碗中，注入适量清水，
用手搓洗干净，倒入滤网，沥干水分。

2. 将备好的紫薯、山药、黄豆倒入豆浆机中，注水，选择"五谷"程序，开始打浆。

3. 待豆浆机运转约15分钟，即成豆浆，倒入滤网，滤取豆浆，倒入杯中即可。

养生功效

紫薯含有淀粉、果胶、纤
维素及多种维生素，具有
促进消化、增强免疫力、
滋补肝肾等功效。黄豆脂
肪中含罂酸，能够清除沉
积在血管壁上的胆固醇。

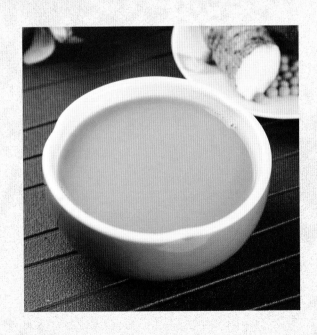

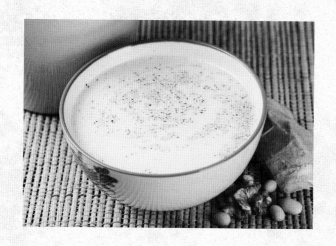

醒脾和胃
润肺化痰

姜汁花生豆浆

🍄 原料 *Ingredients*

姜片	12克
花生米	35克
水发黄豆	55克

📛 调料 *Seasonings*

无

🍄 做法 *Directions*

1. 将姜片切小块，备用。

2. 把备好的花生米、姜片倒入豆浆机中，倒入洗好的黄豆。

3. 注水，选择"五谷"程序，开始打浆。

4. 待豆浆机运转约20分钟，即成豆浆，倒入滤网，滤取豆浆。

5. 倒入碗中，用汤匙撇去浮沫即可。

养生功效

花生米含有蛋白质、不饱和脂肪酸、维生素E、维生素K、钙、磷、铁等营养成分，具有醒脾和胃、润肺化痰、增强记忆力等功效。若不喜欢姜味，可以加些冰糖调味。

荞麦枸杞豆浆

降压止血
防止脑卒中

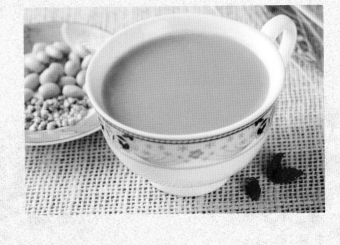

养生功效

荞麦含钙、镁、铁、维生素 B_1 等有效成分,对于高脂血症及因此而引起的心脑血管疾病具有良好的预防保健作用,适用于高血压、毛细血管脆弱性出血,可防治中风、视网膜出血、肺出血。

🍄 原料 *Ingredients*

枸杞	25 克
荞麦	30 克
水发黄豆	55 克

🧂 调料 *Seasonings*

无

🍳 做法 *Directions*

1. 将黄豆倒入碗中,再放入荞麦,加水洗净。

2. 倒入滤网,沥干水分。

3. 把枸杞、黄豆、枸杞倒入豆浆机中,注入适量清水,至水位线即可。

4. 选择"五谷"程序,待豆浆机运转约 15 分钟,即成豆浆。

5. 把豆浆倒入滤网,滤取豆浆,倒入杯中,用汤匙撇去浮沫即可。

健胃厚肠
益气补脾

板栗燕麦豆浆

🍄原料 *Ingredients*

板栗肉	20 克
水发燕麦	40 克
水发黄豆	55 克

🧂调料 *Seasonings*

无

🥄养生功效

板栗含有蛋白质、不饱和脂肪酸、糖类、B 族维生素、钾、镁、铁、锌、锰等营养成分，具有益气补脾、健胃厚肠、强筋健骨等功效。此款豆浆多过滤几次，可使口感更纯滑。

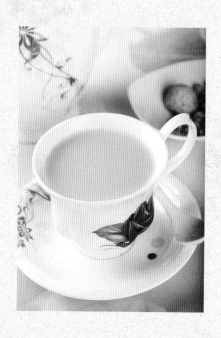

👨‍🍳做法 *Directions*

1. 洗净的板栗切块，待用。在碗中倒入已浸泡 4 小时的燕麦，已浸泡 8 小时的黄豆加水搓洗干净，倒入滤网，沥干水分。

2. 把备好的黄豆、燕麦和板栗倒入豆浆机中，注水，选择"五谷"程序，开始打浆。

3. 待豆浆机运转约 20 分钟，即成豆浆。

4. 将豆浆机断电，取下机头，把煮好的豆浆倒入滤网，滤取豆浆。

5. 倒入杯中，用汤匙捞去浮沫，待稍微放凉后即可饮用。

葡萄干酸豆浆

开胃消食
补充膳食维生素

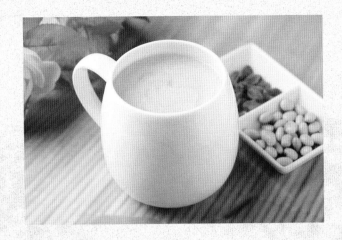

养生功效

葡萄干含有膳食
纤维、葡萄糖、胡
萝卜素、铜、铁、
钙等营养成分，具
有补肝肾、益气
血、生津液、开胃
消食等功效。将豆
浆的泡沫撇去，口
感会更好。

🍄 原料 *Ingredients*

水发黄豆 40克
葡萄干 少许

🧂 调料 *Seasonings*

无

🧑‍🍳 做法 *Directions*

1. 将已浸泡 8 小时的黄豆倒入碗中，注水搓洗干净，倒入滤网，沥干水分。

2. 将备好的黄豆、葡萄干倒入豆浆机中，注水。

3. 盖上豆浆机机头，选择"五谷"程序，再选择"开始"键，开始打浆。

4. 待豆浆机运转约 15 分钟，即成豆浆。

5. 将豆浆机断电，取下机头。

6. 把煮好的豆浆倒入滤网，滤取豆浆。

7. 将滤好的豆浆倒入杯中即可。

消食除胀
清热生津

大米百合马蹄豆浆

🍄 原料 *Ingredients*

百合	10 克
马蹄	50 克
水发大米	20 克
水发黄豆	40 克

🧂 调料 *Seasonings*

白糖	适量

♪ 养生功效

马蹄既可清热生津，又可补充营养，最宜用于发热患者，还具有凉血解毒、解热止渴、利尿通便、化湿祛痰、消食除胀等功效。煮熟的马蹄会变得更甜，因此不要放太多的糖。

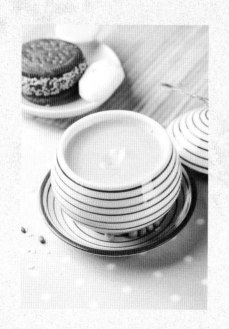

👨‍🍳 做法 *Directions*

1. 洗净去皮的马蹄切小块。把已浸泡 4 小时的大米、浸泡 8 小时的黄豆倒入碗中，注水，搓洗干净，倒入滤网，沥干水分。

2. 把备好的黄豆、大米、百合、马蹄倒入豆浆机中，注水，选择"五谷"程序，开始打浆。

3. 待豆浆机运转约 15 分钟，即成豆浆。

4. 将豆浆机断电，取下机头，把煮好的豆浆倒入滤网，滤取豆浆。

5. 将豆浆装入碗中，放入适量白糖，搅拌匀，待稍凉后即可饮用。

下气利肠
润燥消水

芝麻蜂蜜豆浆

🥘 原料 *Ingredients*

黑芝麻	5克	蜂蜜	少许
水发黄豆	40克		

🧂 调料 *Seasonings*

无

👨‍🍳 做法 *Directions*

1. 将已浸泡8小时的黄豆洗干净。把洗好的黄豆倒入滤网，沥干水分。

2. 将黄豆、黑芝麻倒入豆浆机中，注入适量清水，至水位线即可。

3. 选择"五谷"程序，待豆浆机运转约15分钟，即成豆浆。

4. 把豆浆倒入滤网，滤取豆浆，倒入碗中，加入蜂蜜搅拌均匀即可。

养生功效

黄豆性平味甘，入脾，具
有益气养血、健脾宽中、
下气利大肠、润燥消水的
功效，富含蛋白质、钙、
锌、铁、磷、糖类、膳食
纤维、卵磷脂、异黄酮素、
维生素B_1和维生素E等。

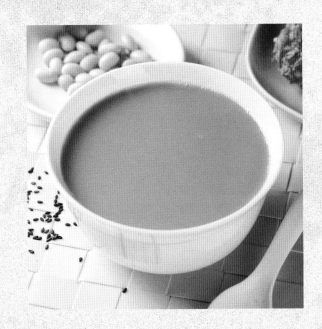

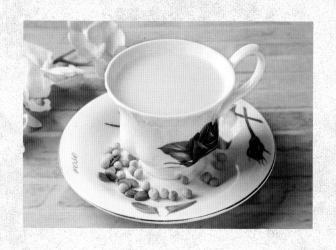

南瓜子豆浆

开胃消食
补充锌元素

🥄 原料 *Ingredients*

南瓜子	50 克
水发黄豆	60 克

🥄 调料 *Seasonings*

无

🥄 做法 *Directions*

1. 将已浸泡 8 小时的黄豆洗干净。
2. 把洗好的黄豆倒入滤网，沥干水分。
3. 将南瓜子、黄豆倒入豆浆机中，注入适量清水，至水位线即可。
4. 选择"五谷"程序，待豆浆机运转约 15 分钟，即成豆浆。
5. 把豆浆倒入滤网，滤取豆浆，倒入杯中即可。

养生功效

南瓜子含有丰富的锌等元素，能治疗男性前列腺的肿瘤病变，或因前列腺肿胀所引起的尿失禁、精液中带血等症状，也能治疗部分阳痿、部分早泄、尿无力。南瓜子可以干炒一下再烹制，味道会更香。

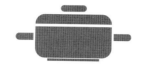

第六章
喝出一身轻的健康果蔬汁

　　蔬果汁是摄入蔬菜、水果中营养的一种绝佳方式，能极大限度地保留蔬菜、水果中的营养元素，安全、天然又环保。蔬菜水果，一经巧妙搭配，榨成蔬果汁，有时竟有着神奇的养生治病功效。营养专家分析称，每天喝一杯鲜榨蔬果汁，可以帮助人们排出体内毒素，滋养肠胃，调养身体，增强免疫力，预防和调理各种生活习惯病如高血压、糖尿病、高血脂等，远离感冒发热等各种常见疾病。普普通通蔬果汁，营养健康又养生。

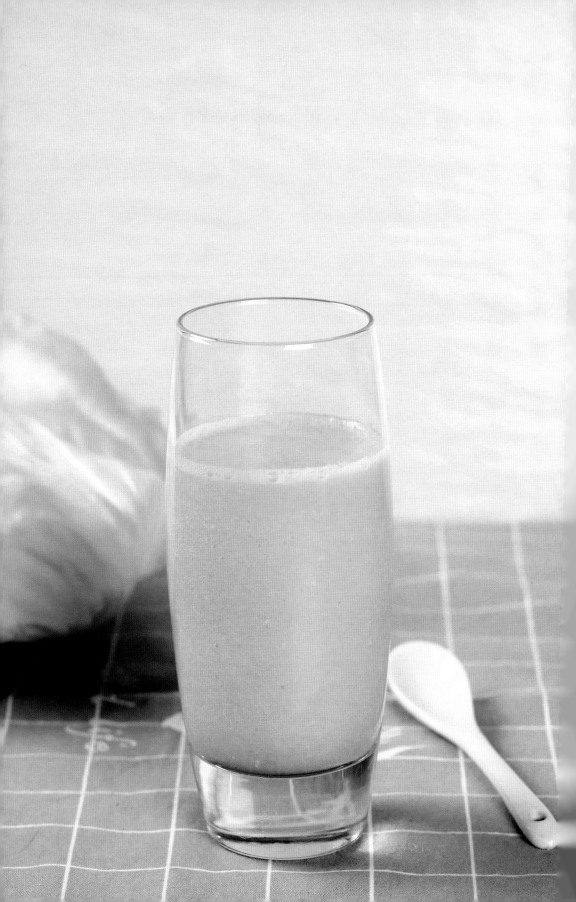

补充维生素
调节人体新陈代谢

橙子卷心菜汁

🍄原料 *Ingredients*

卷心菜	20克
橙子	110克
鲜橙汁	50毫升

🧂调料 *Seasonings*

无

👨‍🍳做法 *Directions*

1. 将卷心菜、橙子洗净待用。
2. 将所有原料倒入榨汁机中，搅匀打碎。
3. 将榨好的果汁倒入玻璃杯中即可。

🥄养生功效

橙子富含多种有机酸、维生素，可调节人体新陈代谢，尤其对老年人及心血管病患者十分有益。橙皮中含有果酸，可促进食欲，对胃酸不足的人可帮助消化。

营养丰富
兼营养和保健于一身

蜜橘苹果汁

🍄原料 *Ingredients*

蜜橘	60克	牛奶	50毫升	柠檬汁	5毫升
苹果	60克	酸奶	30毫升		

🧂调料 *Seasonings*

无

👨‍🍳做法 *Directions*

1. 将蜜橘、苹果提前冰冻。
2. 备好榨汁机，倒入备好的冰冻蜜橘。
3. 倒入冰冻苹果。
4. 加入牛奶、酸奶、柠檬汁。
5. 打开榨汁机开关，将食材打碎，搅拌均匀，装杯即可。

🥄养生功效

蜜橘营养丰富，含有柠檬酸、蛋白质、无机盐、维生素C、维生素E、维生素A等多种维生素、胡萝卜素、微量元素和氨基酸，兼营养和保健于一身。

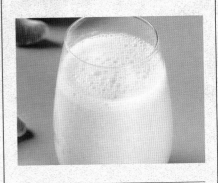

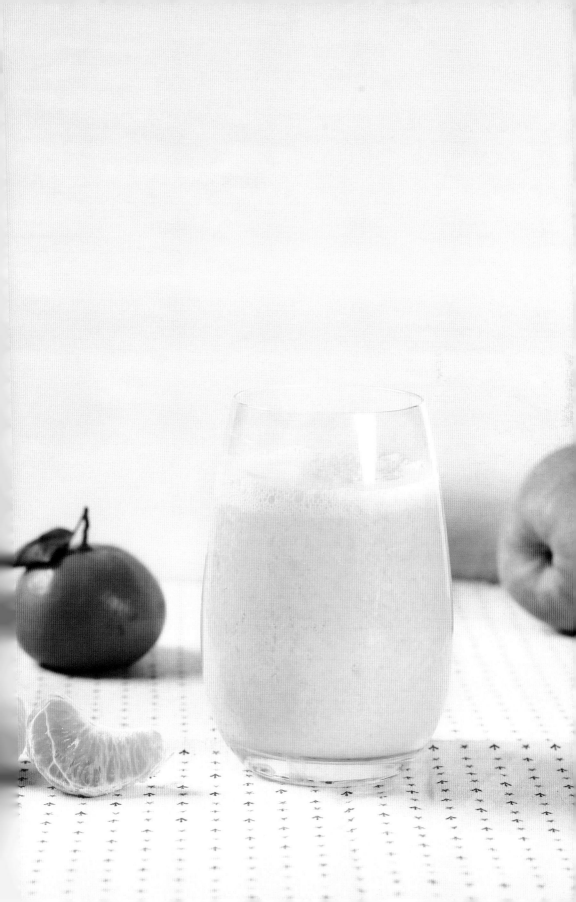

西瓜猕猴桃汁

酸甜适度
消除烦热

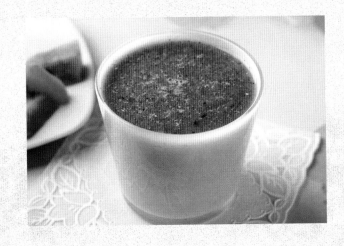

养生功效

猕猴桃味酸，配合西瓜的甘甜，酸甜可口。此果汁具有止渴、解烦热、调中下气的作用。

🍄 原料 *Ingredients*

| 西瓜 | 300 克 |
| 猕猴桃 | 100 克 |

🧂 调料 *Seasonings*

无

👨‍🍳 做法 *Directions*

1. 洗净的猕猴桃去皮，去芯，切小块；洗净去皮的西瓜切小块。

2. 取榨汁机，倒入猕猴桃块，加入西瓜。

3. 选择"搅拌"功能，榨取果汁，把榨好的果汁倒入杯中即可。

营养丰富
有极多的药用功效

芹菜胡萝卜柑橘汁

🍶原料 *Ingredients*

柑橘	1个
芹菜	70克
胡萝卜	100克

🧂调料 *Seasonings*

无

♪养生功效

芹菜性味甘、微苦，具有平肝凉血、清热利湿的作用。胡萝卜含有丰富的胡萝卜素，柑橘则有抗癌、降血压的功效。

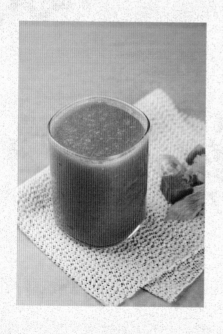

🍲做法 *Directions*

1. 洗净的芹菜切段，洗好去皮的胡萝卜切条，改切成粒，柑橘去皮，瓣成瓣，去掉橘络，备用。

2. 取榨汁机，选择搅拌刀座组合，倒入芹菜、胡萝卜、柑橘，加入适量矿泉水。

3. 盖上盖，选择"榨汁"功能，榨取蔬果汁，揭开盖，把榨好的蔬果汁倒入杯中即可。

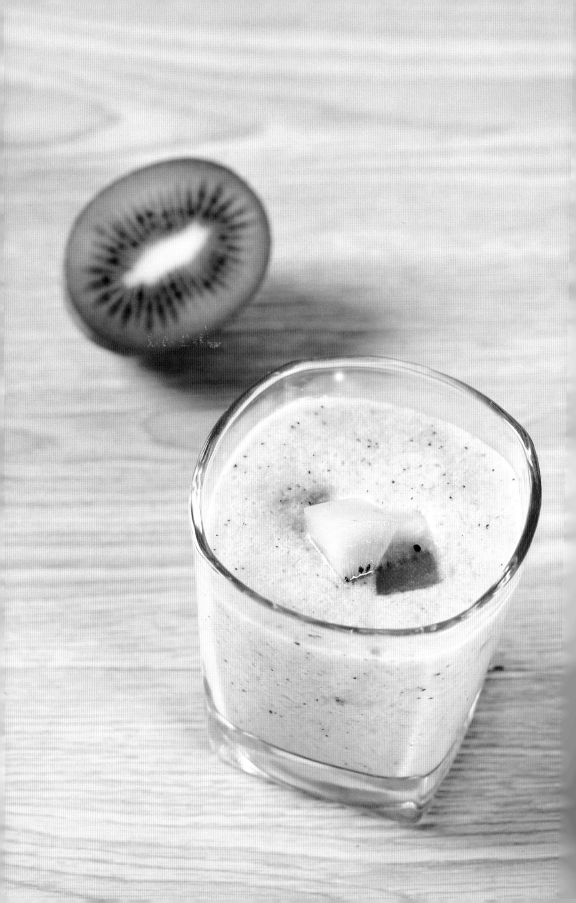

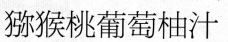

降低胆固醇
增强体质

猕猴桃葡萄柚汁

原料 *Ingredients*

猕猴桃	120 克
葡萄柚	40 克
牛奶	20 毫升
酸奶	10 毫升
柠檬汁	5 毫升

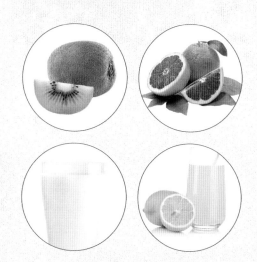

调料 *Seasonings*

无

做法 *Directions*

1. 将猕猴桃、葡萄柚洗净待用。

2. 将所有原料倒入榨汁机中，搅匀打碎。

3. 将榨好的果汁倒入玻璃杯中即可。

养生功效

柚子中含有大量的维生素 C，可以降低血液中的胆固醇，增强体质。还可以帮助身体
更容易吸收钙及铁质，具有健胃、润肺、补血、清肠、利便等功效。

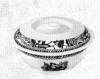

清热润肺
止烦渴

菠萝香蕉黄瓜汁

🍄原料 *Ingredients*

黄瓜	20克	香蕉	30克	柠檬汁	5毫升
菠萝	90克	牛奶	80毫升		

🧂调料 *Seasonings*

无

🍄做法 *Directions*

1. 将菠萝、香蕉提前冰冻。
2. 备好榨汁机，倒入备好的黄瓜。
3. 倒入冰冻菠萝、香蕉。
4. 加入牛奶、柠檬汁。
5. 打开榨汁机开关，将食材打碎，搅拌均匀，装杯即可。

🥄养生功效

香蕉味甘性寒，具有较高的药用价值，能够为人体提供丰富的钾，具有清肠胃、治便秘、清热润肺等功效。

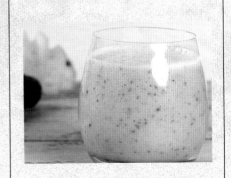

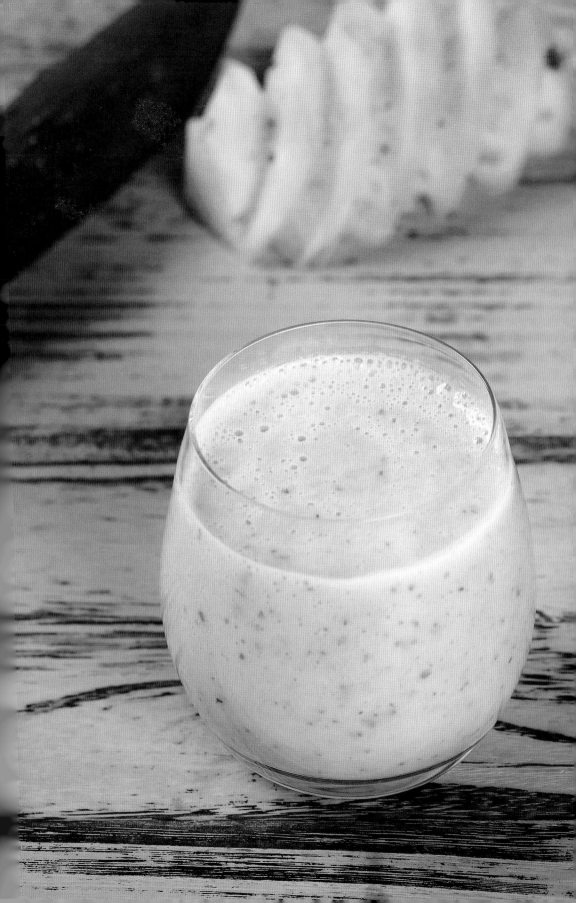

苹果蓝莓柠檬汁

清火降热
消除体内炎症

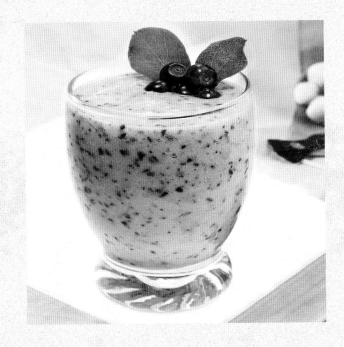

养生功效

苹果有降低胆固醇、清火的功效。蓝莓富含果胶、维生素C，有消除体内炎症、延缓脑神经衰老、增强记忆力的功效。此款果汁，有消炎、降火、养颜的功效。

原料 Ingredients

苹果	1/2 个
蓝莓	70 克
柠檬	30 克

调料 Seasonings

无

做法 Directions

1. 苹果洗净，带皮切小块；柠檬洗净，去皮、核，切块；蓝莓洗净。
2. 把蓝莓、苹果、柠檬和冷开水放入果汁机内，搅打均匀即可。

新鲜美味
润肺健胃

芦笋西红柿鲜奶汁

🍄原料 *Ingredients*

芦笋	60克
西红柿	130克
牛奶	80毫升

🫙调料 *Seasonings*

无

养生功效

芦笋具有暖胃宽肠、润肺止咳的作用，对高血压、血管硬化、心脏病、糖尿病都有一定的辅助治疗效果，配合新鲜的西红柿更是具有独特的疗效。

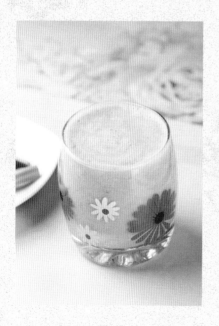

🍄做法 *Directions*

1. 洗净的芦笋切成段，洗好的西红柿切成小块。

2. 取榨汁机，选择搅拌刀座组合，倒入芦笋、西红柿，注入适量矿泉水。

3. 盖上盖，选择"榨汁"功能，榨取蔬菜汁，揭盖，倒入牛奶，盖上盖，再次选择"榨汁"功能，搅拌均匀，揭开盖，把搅拌匀的蔬菜汁倒入杯中即可。

止呕下气
抑癌防癌

橘子汁

🍄 **原料** *Ingredients*　　　🧂 **调料** *Seasonings*

橘子肉　　　　60克　　　　无

👨‍🍳 **做法** *Directions*

1. 取榨汁机，选择搅拌刀座组合，倒入备好的橘子肉。
2. 注入适量纯净水，盖上盖。
3. 选择"榨汁"功能，榨取橘子汁，断电后倒出橘子汁，装入杯中即可。

养生功效

橘子味甘酸，性温，具有止呕、下气、去胸中痰热的功效，能降血脂、抗动脉硬化。橘汁中还含有一种名为"诺米林"的物质，具有抑制和杀死癌细胞的能力，对胃癌有防治作用。

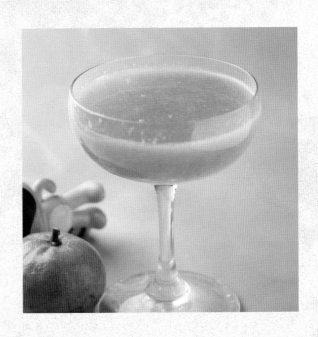

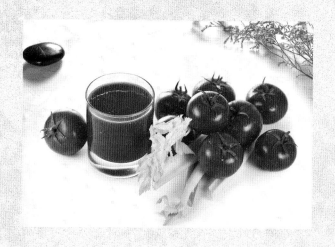

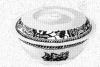

西红柿苹果醋汁

消除疲劳
增强免疫力

🍄 原料 *Ingredients*

西红柿	1个
西芹	15克
苹果醋	1大勺

🍶 调料 *Seasonings*

无

👨‍🍳 做法 *Directions*

1. 将西红柿洗净去皮并切块。
2. 西芹撕去老皮，洗净并切成小块。
3. 将所有原料放入榨汁机一起搅打成汁，滤出果肉即可。

养生功效

西红柿有助消化、增强免疫力、防辐射的功效；苹果醋有美容养颜、消除疲劳的作用。常饮用此款果汁，能够抗辐射、增强免疫力。

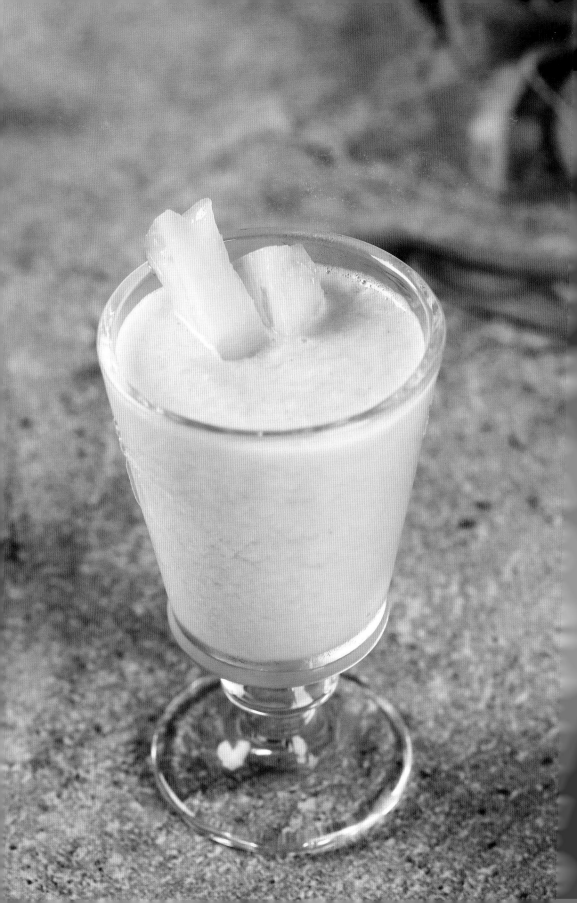

清热解暑
生津止渴

菠萝甜橙汁

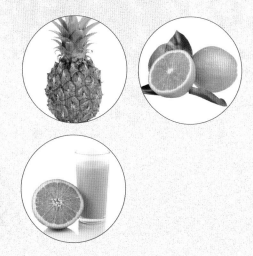

🏮原料 *Ingredients*

菠萝	50克
橙子	40克
鲜橙汁	20毫升

🧂调料 *Seasonings*

无

👨‍🍳做法 *Directions*

1. 将菠萝、橙子提前冰冻。

2. 备好榨汁机，倒入备好的冰冻菠萝，再倒入冰冻橙子，加入鲜橙汁。

3. 打开榨汁机开关，将食材打碎，搅拌均匀。

4. 将打好的菠萝甜橙汁倒入杯中即可。

🥄养生功效

菠萝味甘、微酸，性微寒，具有清热解暑、生津止渴、利小便的功效，适合伤暑、身热烦渴、消化不良、小便不利、头昏眼花等症的人群食用。

养生厨房

开胃健脾
清热生津

苹果白萝卜汁

原料 *Ingredients*

白萝卜	30克	牛奶	30毫升	柠檬汁	5毫升
苹果	100克	酸奶	50毫升		

调料 *Seasonings*

无

做法 *Directions*

1. 将白萝卜、苹果洗净待用。
2. 备好榨汁机,将所有原料倒入榨汁机中,搅匀打碎。
3. 将榨好的果汁倒入玻璃杯中即可。

养生功效

萝卜味甘、辛,性凉,具有清热生津、凉血止血、下气宽中、消食化滞、开胃健脾、顺气化痰的功效。

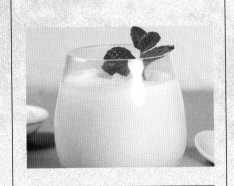

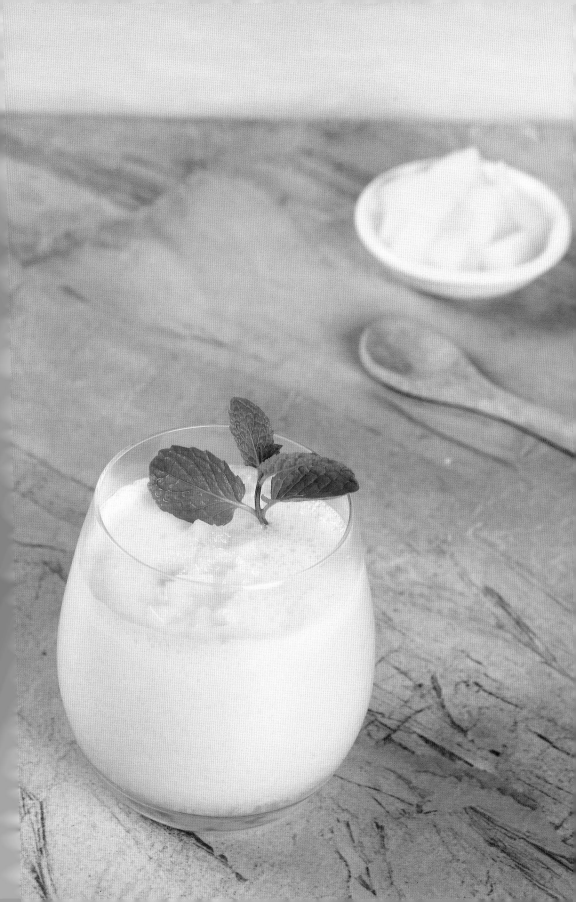

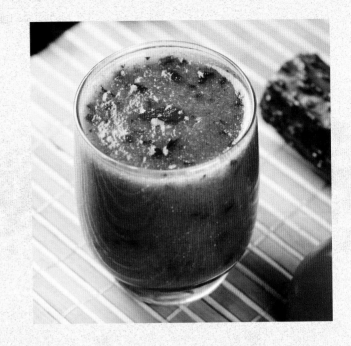

葡萄黄瓜汁

健胃开食
清凉一夏

养生功效

葡萄性平，味酸、涩，具有疗筋骨湿痹、利肠道的作用，黄瓜味道清新，水分充足，此果汁口味独特，清凉健胃，具有养颜美容的作用。

🍄 原料 *Ingredients*

葡萄	100 克
黄瓜	100 克
西红柿	90 克

🧂 调料 *Seasonings*

无

👨‍🍳 做法 *Directions*

1. 洗好的西红柿切成小块，洗净的黄瓜切成小块。

2. 取榨汁机，放入洗净的葡萄，加入黄瓜、西红柿，倒入纯净水。

3. 选择"榨汁"功能，榨取蔬果汁，将蔬果汁倒入杯中即可。

延缓衰老，促进食欲
去除黑斑

西瓜黄桃苹果汁

🥄原料 *Ingredients*

黄桃	150 克
苹果	200 克
西瓜	300 克

调料 *Seasonings*

无

🥄养生功效

黄桃含有丰富的抗氧化剂、膳食纤维、铁钙及多种微量元素，常食可以起到通便、降血糖血脂、祛除黑斑、延缓衰老的作用。

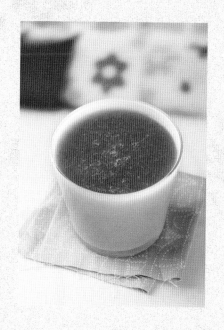

🍳做法 *Directions*

1. 洗好的苹果切小块，取出的西瓜肉去籽，切小块。

2. 取榨汁机，选择搅拌刀座组合，把苹果、西瓜、黄桃倒入榨汁机的搅拌杯中，加少许矿泉水。

3. 选择"榨汁"功能，榨取果汁，取下搅拌杯，把果汁倒入杯中即可。

开胃消食
清凉爽口

西瓜西红柿汁

🍄 原料 *Ingredients*

西红柿	70克
西瓜果肉	120克

🧂 调料 *Seasonings*

无

👨‍🍳 做法 *Directions*

1. 将西瓜果肉切成小块；洗净的西红柿切开，切成小瓣，待用。
2. 取榨汁机，选择搅拌刀座组合，倒入切好的食材，注入少许纯净水，盖上盖。
3. 选择"榨汁"功能，榨取蔬菜汁，断电后倒出蔬菜汁，装入碗中即可。

养生功效

西瓜味道甘甜，含有丰富的水分，具有消烦止渴、解暑退热的作用。西瓜汁是夏天不可缺少的饮品，简单易学，清凉爽口。

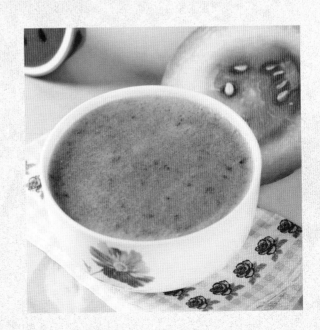

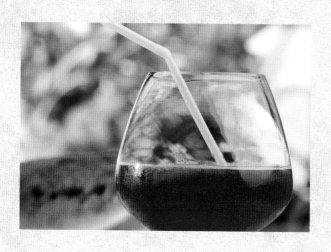

西瓜柠檬蜂蜜汁

补充维生素
增强血管弹性

🥄 原料 *Ingredients*

西瓜	200 克
柠檬	适量
蜂蜜	少许

🧂 调料 *Seasonings*

无

👨‍🍳 做法 *Directions*

1. 将西瓜洗净去皮去子，切小块。
2. 柠檬洗净后切薄片。
3. 将以上原料放入果汁机中混合榨汁。
4. 将果汁倒入杯中，加少许蜂蜜拌匀。

养生功效

西瓜富含葡萄糖、果糖、谷氨酸等，能有效地保护心脏；柠檬富含维生素 C 和维生素 P，能增强血管弹性和韧性。此款果汁能保护心脏、降低血压。

补虚开胃
润肠通便

柠檬酸奶果饮

🍄 原料 *Ingredients*

柠檬	5 块	牛奶	30 毫升
香蕉	50 克	酸奶	50 毫升

🧂 调料 *Seasonings*

无

👨‍🍳 做法 *Directions*

1. 将香蕉提前冰冻。
2. 备好榨汁机,倒入备好的冰冻香蕉。
3. 倒入柠檬块。
4. 加入备好的酸奶和牛奶。
5. 打开榨汁机开关,将食材打碎,搅拌均匀,装杯即可。

🥄 养生功效

柠檬富含维生素 C、柠檬酸、苹果酸、钠元素、钾元素等,对人体十分有益。酸奶性平,味酸、甘,具有生津止渴、补虚开胃、润肠通便的功效。

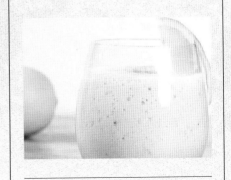

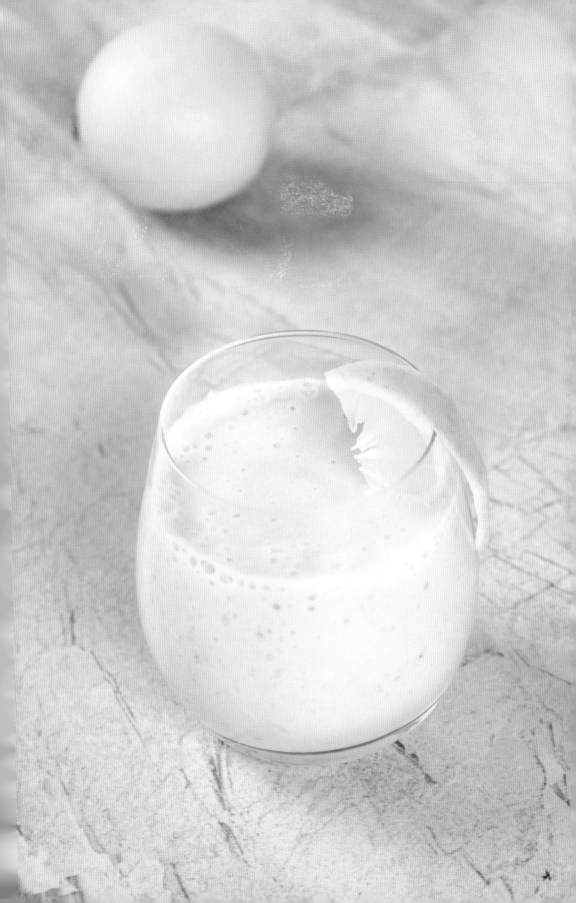

西蓝花菠菜葱白汁

开胃消食
用蔬菜自制的独特饮品

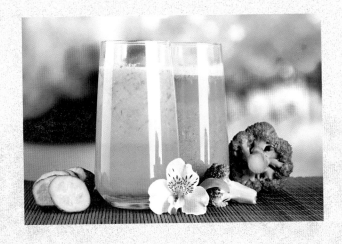

原料 *Ingredients*

蜂蜜	30 克
菠菜	60 克
葱白	60 克
西蓝花	60 克

调料 *Seasonings*

无

养生功效

菠菜具有通肠胃、利脏腑的作用，此款果汁可有效缓解胃炎、胃溃疡，具有开胃消食、养胃护胃、增强免疫力等功效。

做法 *Directions*

1. 将西蓝花洗净，切小块；菠菜、葱白分别洗净切小段。
2. 将以上准备好的原料一起放入榨汁机中榨汁。
3. 将榨好的蔬果汁倒入杯中，加蜂蜜拌匀即可。

清热利湿
排毒养颜

莴笋菠萝蜂蜜汁

👨‍🍳原料 *Ingredients*

莴笋	65 克
菠萝肉	180 克

🍲调料 *Seasonings*

蜂蜜	20 克

🥄养生功效

莴笋具有清热解毒利湿的作用，菠萝具
有解毒止咳止痢的作用，此果汁具有清
热降火、排毒美颜的功效。

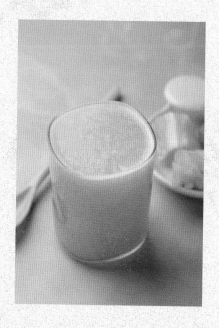

👨‍🍳做法 *Directions*

1. 锅中注入适量清水烧开，放入洗净去皮
的莴笋，煮约 1 分 30 秒，捞出，沥干水分。

2. 将放凉的莴笋切小块，把洗好的菠萝切
成小块。

3. 取榨汁机，倒入莴笋、菠萝肉，加入蜂
蜜，注入纯净水，榨取蔬果汁，倒出蔬果汁，
装入杯中即可。

镇静安神
美丽好心情

酸甜莲藕橙子汁

原料 *Ingredients*

橙子	1个	白糖	适量	
莲藕	100克			

调料 *Seasonings*

无

做法 *Directions*

1. 莲藕切小块，汆水断生，橙子切小块。
2. 取榨汁机，将备好的食材倒入搅拌杯中。
3. 加入适量纯净水，榨取蔬果汁。
4. 加入适量白糖，搅拌均匀即可。

养生功效

橙子含有蛋白质、膳食纤
维、糖类、胡萝卜素、维
生素等营养成分，能增强
身体的抵抗力，增加毛细
血管的弹性。此外，其所
含的芳香味有镇静安神的
作用。

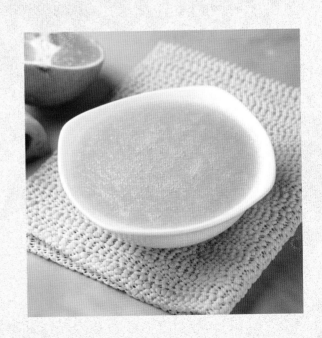

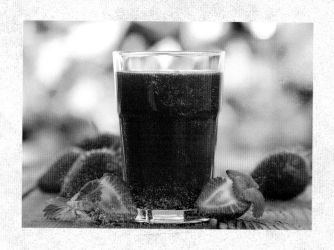

苹果草莓蜜汁

蠕动肠道
——
养胃温胃

🍄 原料 *Ingredients*

苹果	1个
草莓	2颗
胡萝卜	50克
蜂蜜	适量

🍶 调料 *Seasonings*

无

🍄 做法 *Directions*

1. 苹果、胡萝卜均洗净去皮切块。
2. 草莓洗净去蒂切块。
3. 将以上原料放入榨汁机内搅打。
4. 倒入杯中，调入蜂蜜即可。

养生功效

苹果、胡萝卜均有助于促进肠道蠕动；草莓含有大量的糖类、蛋白质、有机酸、果胶等，对胃肠道有调理作用，此果汁有健胃养胃的作用。

山楂草莓汁

预防心脏病
来自山楂、草莓的神奇疗效

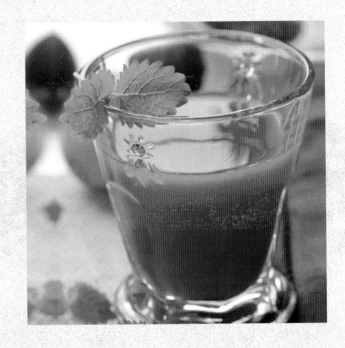

养生功效

山楂富含不饱和脂肪酸、黄酮类化合物等成分，可以养护心脏；草莓富含柠檬酸、苹果酸、苯酚等成分，可降低心脏的发病率。长期饮用此款果汁，能预防心脏病。

🍄 原料 *Ingredients*

草莓	40克
山楂	50克

🧂 调料 *Seasonings*

无

👨‍🍳 做法 *Directions*

1. 山楂洗净，去皮去核。
2. 草莓洗净，去蒂，切块。
3. 把草莓、山楂、冷开水放入榨汁机内搅打成汁即可。

降低电脑辐射
补充丰富营养

火龙果葡萄汁

原料 *Ingredients*

葡萄	100 克
火龙果	300 克

调料 *Seasonings*

无

养生功效

火龙果含有蛋白质、膳食纤维、B 族维生素、花青素、磷、钙等营养成分，具有增强血管弹性、降血压、增强免疫力等功效。此果汁很适合长坐着的电脑族和 OL，或是个性容易急躁、忧郁的人。

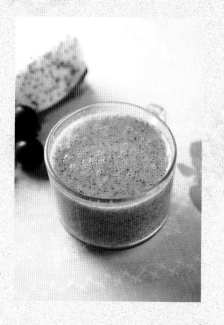

做法 *Directions*

1. 洗好的火龙果切去头尾，切成瓣，去皮，再切成小块。
2. 取榨汁机，选择搅拌刀座组合。
3. 倒入备好的火龙果、葡萄。
4. 盖上盖，选择"榨汁"功能，榨成果泥。
5. 断电后将果泥倒出即可。